The Women's Guide To Thyroid Health

# 甲状腺功能减退症
# 疗愈全书

[美] 凯瑟琳·R.辛普森 著

徐春平 译

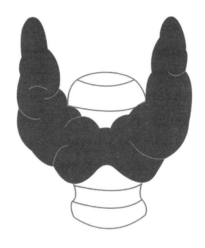

科学技术文献出版社
SCIENTIFIC AND TECHNICAL DOCUMENTATION PRESS

·北 京·

**图书在版编目（CIP）数据**

甲状腺功能减退症疗愈全书 /（美）凯瑟琳·R. 辛普森（Kathryn R. Simpson）著；徐春平译 .
— 北京：科学技术文献出版社，2022.10（2024.10 重印）

书名原文：The women's guide to thyroid health

ISBN 978-7-5189-9412-0

Ⅰ.①甲… Ⅱ.①凯… ②徐… Ⅲ.①甲状腺疾病—诊疗 Ⅳ.① R581

中国版本图书馆 CIP 数据核字（2022）第 137231 号

著作权合同登记号　图字：01-2022-3439

THE WOMEN'S GUIDE TO THYROID HEALTH: COMPREHENSIVE SOLUTIONS FOR ALL
YOUR THYROID SYMPTOMS By KATHRYN R. SIMPSON, MS

Copyright: © 2009 BY KATHRYN R. SIMPSON, MS

This edition arranged with NEW HARBINGER PUBLICATIONS through BIG APPLE AGENCY,
INC., LABUAN, MALAYSIA.

Simplified Chinese edition copyright: © 2022 Ginkgo (Shanghai) Book Co., Ltd.

All rights reserved.

本书中文简体版权归属于银杏树下（上海）图书有限责任公司。

## 甲状腺功能减退症疗愈全书

责任编辑：帅莎莎　袁婴婴　　　　责任出版：张志平　　　　　责任校对：文　浩
筹划出版：银杏树下　　　　　　　出版统筹：吴兴元　　　　　　营销推广：ONEBOOK
装帧制造：墨白空间

出　版　者　科学技术文献出版社
地　　　址　北京市复兴路 15 号　邮编 100038
编　务　部　（010）58882938，58882087（传真）
发　行　部　（010）58882868，58882870（传真）
邮　购　部　（010）58882873
销　售　部　（010）64010019
官　方　网　址　www.stdp.com.cn
发　行　者　科学技术文献出版社发行　全国各地新华书店经销
印　刷　者　天津雅图印刷有限公司
版　　　次　2022 年 10 月第 1 版　2024 年 10 月第 5 次印刷
开　　　本　690×960　1/16
字　　　数　165 千
印　　　张　15
书　　　号　ISBN 978-7-5189-9412-0
定　　　价　45.00 元

# 前　言

甲状腺激素对身体健康至关重要。没有它，人活不下去。但随着年龄增长，特别是在当今社会，很少有人能让甲状腺激素和许多其他重要激素保持在最佳水平。这意味着，我们没有最佳的健康状况，并经常出现关节炎、心脏病的相关症状，以及出现性欲减退、白发、皱纹和体重增加等问题。所有这些症状，都可能是甲状腺出了问题。

凯瑟琳·R.辛普森在这本书中提供了大量与甲状腺相关的信息，也阐明了一些可能改变你看待自己处境的事实。首先，她明确了甲状腺激素对女性幸福、健康，甚至美丽的重要性。其次，她关注的是医学界经常忽视的信息，特别是甲状腺激素并不单独起作用这一点。只有在适当改变饮食和生活方式，必要时实施激素替代疗法以纠正激素和营养不足，并且保证环境因素有利于身体健康的情况下，它才能发挥良好的作用。例如，如果饮食中缺乏重要的氨基酸，或者其他重要的激素水平紊乱，抑或接触到有毒的化学物质（包括汞合金填充物），身体可能对甲状腺治疗反应不佳。尽管使用了足够的甲状腺药物，这些因素也可能会影响康复。

《甲状腺功能减退症疗愈全书》包含了优化甲状腺功能需要的重要信息，通俗易懂。由于其令人难以置信的全面性，建议读者最好不要走马观花地读。书中包含了非常丰富的有用信息，不可能阅读一次就将"营养"全部吸收。请花点时间，认真阅读，以便将它有价值的信息整合起来，应用到日常生活中去。

**——蒂埃里·赫托吉**（Thierry Hertoghe）

医学博士，国际激素协会主席

# 引　言

传统上，医生对患者的健康，甚至是身体，完全负责。但是，越来越多的女性意识到，不能再被动地坐在一旁把健康交给别人——即使是训练有素的医生。是的，情况发生了变化。虽然医生在健康护理中扮演着重要的角色，但这些觉醒的患者也意识到，单靠医生的指令并不能健康起来，患者与医疗团队的关系是双向的，而且健康主要是自身的责任。现在，即使是最罕见的病症，人们也可以在互联网上找到医学研究文献，充分了解并掌握自己的情况，以确保获得尽可能多的信息。

尽管我现在听起来可能很自信，但诚实地说，我曾经并不明白管理好自己健康的必要性。8 年前，我被诊断出患有多发性硬化（multiple sclerosis，MS），才逐渐意识到这一点。经过一个漫长的过程，我了解到甲状腺、肾上腺和卵巢功能低下是多发性硬化症状的根源。我的求医道路是从"死胡同"和错误开始的，曾经与不同的医生合作，试图找出是什么原因导致了我的健康问题。

我刚出现问题是 39 岁的时候，毫无征兆地感到双手麻木。到了 43 岁时，开始出现疲劳、膀胱问题、月经不调、脱发、慢性背痛和脑雾（brain fog）。我去找家庭医生，他听我叙述完所有的症状后说他需要做疲劳检查，但其他症状需要向专科医生求助。我去神经科看双手麻木，去皮肤科看脱发问题，去泌尿科看膀胱问题，去骨科看背痛，去妇产科看月经问题……几天后，家庭医生给我打电话，说他这边的检查显示一切都很正常，他建议我尽快联系专科医生。

于是我去预约了，但结果让我彻底灰心了：神经科医生说这是腕管综合征，需要手术治疗；泌尿科医生说生完两个孩子后，膀胱问题很常见，手术应该可以纠正；骨科医生让我做了 X 线检查，说我的脊柱有退行性关节炎，没有治疗方法；妇产科医生开了避孕药来调理月经问题，并提到可能需要进行子宫切除……我对这些手术的前景和持续的疼痛感到灰心，甚至都没有去皮肤科进一步了解情况。

由于不愿接受侵入式外科手术，我决定从服用避孕药开始。不幸的是，这让我感觉更糟。2 个月后，我停止服用避孕药，又回到了原点。在接下来的 2 年里，情况越来越糟，困扰了我多年的手部麻木已经发展到了右脸。于是我又去找神经科医生，他又让我做了几次检查，直言不讳道："我认为你有多发性硬化。"还安排了磁共振和脊椎穿刺检查来确诊。不幸的是，脊椎穿刺部位渗漏了近一周。这对我的中枢神经系统造成了伤害，并引发了中枢神经系统全新的症状。更不幸的是，两次检查表明多发性硬化都是阳性。

这时，我的右眼几乎失明了，左眼看东西越来越模糊，使用电脑或看书时不得不借助眼镜。我的背部和腿部疼得厉害，以至于我不蹲下来伸展一下腰背部的肌肉，都无法行走超过 30 码（1 码≈ 0.91 米）。我几乎不能弯腰拿东西。我的认知混乱，多数时候连基本的数学知识都理解不了。我经常累得不行，以至于下午不安排活动，因为下午大部分时间都是躺着度过的。我的膀胱功能像 80 岁的老人一样。更糟糕的是，我的头发至少掉了一半；脸色和嘴唇苍白；皮肤干燥，出现了鳞屑和干裂；指甲断开、劈裂、凹凸不平。

医生看患者的身体，根据身体症状找出问题根源，这样的日子离我们越来越远了。因此，尽管我曾多次试图让不同的医生对身体这些令人费解的变化产生好奇（我现在知道这些变化明显表明甲状腺出了问题），但从来没有人把它们联系起来，因为我的甲状腺功能测试结果在"正常"范围内。这时我意识到，专家们可能很难帮我解决问题，我需要尝试一些不同的方法（正如将在第 6 章中提到的，找到一个在内分泌方面受过训练和经验丰富的医生很重要，否则，可能会像我一样被误诊）。这本书中的病例中，大多数患者都得到了见多识广的医生的帮助。这是因为他们的故事是根据一家专门从事激素健康诊所的患者经历写成的。

我终于接受了医生救不了我的现实，这让我重新有了目标。我在生物技术行业工作了多年，做过大型开发项目，曾经亲眼看见了科学突破。为什么我不自己做这方面的研究？但是，如果我想要成功做这方面的研究，必须有条理，尤其是考虑到我多变的大脑功能，我感到非常困难。我坐下来，把所有症状都列出来，开始系统地研究。一件奇怪的事情发生了：我看到迥然不同的症状浮现出一个共同的主题，虽然没有医生认为这些症状是相关的（当然，也与我的多发性硬化无关），统一的元素是这些症状都是激素不足的表现。从最明显的月经不调到手部麻木、背部疼痛，医学研究表明，这些都与激素有关。

在接下来的几个月里，我尽可能学习关于激素的知识，发现激素缺乏和多发性硬化的症状非常相似，虽然多发性硬化的症状严重得多。我开始相信，纠正激素缺乏是解决我身体不适的一个潜在解决方案。回到我的家庭医生那里，我和他一起看了包括我的症状、激素性质在内的所有"研究"，他同意测试一下我的激素水平。果然，我的雌激素和孕酮水平非常低。奇怪的是，虽然我的许多症状都表明甲状腺功能异常，但是甲状腺激素检测结果却在正常范围内。我的家庭医生同意我补充雌激素和孕酮。在几周内，一些症状得到了缓解，这时，我意识到自己走上了正确的道路。

这是一个好的开始，但许多症状仍然存在。回想起来，受益于我学到的所有知识。现在，我知道甲状腺功能障碍已经存在几十年了，只是我的症状是相当轻微的，直到 41 岁生下最后一个孩子后才变得严重：膀胱问题、慢性疲劳、手和脸部麻木、便秘、皮肤水肿、鼻窦炎、脱发、脑雾、手脚冰凉、皮肤干燥，还经常感冒。我不知道什么是导致这些症状的原因，更不知道可能是遗传的问题。直到被诊断为多发性硬化，才把这些症状与甲状腺问题联系起来。

在和家人讨论我的身体状况时，我告诉母亲，根据症状，我觉得自己可能是甲状腺有问题。她告诉我，她从 40 多岁开始就一直在服用甲状腺药物，她的母亲和姐姐也是如此，我被吓了一跳。在发现自己有甲状腺疾病的遗传易感性后，我开始认真研究甲状腺功能和多发性硬化之间的联系，了解到，很多研究揭示了良好的甲状腺功能对神经健康非常重要。我还发现多项研究表明，甲状腺功能与神经健康和修复直接相关。这就是为什么完整的家族病史作为分析病情的部分非常重要。如果早知道这种遗传联系，我就会更早、更仔细地研究病情与甲状腺的联系，这可能会更早阻止我的健康问题变得越来越严重。

当终于意识到症状可能是由于甲状腺问题引发的时，我检测了甲状腺激素水平。因为检查结果都在"正常"范围内，医生不太愿意给我开补充甲状腺激素的处方。但我的家族病史给了我动力和信心，让我继续要求试用甲状腺激素治疗。他最终同意了，因为我家族的母系都有甲状腺功能障碍的问题。结果证明，甲状腺功能障碍（这里是指中枢性甲状腺功能减退症，甲状腺功能减退症还包括原发性甲状腺功能减退症和甲状腺激素抵抗综合征）是我神经系统问题的一大原因，当我接受甲状腺激素治疗时，症状得到了缓解。

今天，当在 54 岁写下这篇文章的时候，我补充了甲状腺激素、雌激素、孕酮、睾酮和皮质醇，我的精力充沛、头脑敏锐、头发浓密、视力极佳，甚至不需要戴眼镜。唯一剩下的症状是，右手有轻微的麻木感。我相信，如果更早些补充缺乏的激素，这种麻木感可能也解决了。那么，这是多发性硬化（或者我喜欢称之为"多种症状"），还是缺乏多种激素？它叫什么病重要吗？最重要的是，通常情况下，特别是在女性身上，这两种病的症状（还有许多其他疾病，如纤维肌痛和狼疮）都有可疑的相似之处，没有理由去承受激素失衡导致的症状，以及它可能导致的疾病带来的痛苦。对我来说，恢复健康就是对自己负责。通过接受以下建议，你也可以开始做同样的事情。

**有自信**　确信你可以成功地控制自己的健康，找到困扰健康问题的根源，并解决它们。你比别人更了解自己的身体，所以当涉及健康问题时，不能被动地坐在旁边。

**多学习**　在体征和症状变得严重之前，先对此多加了解。从下面几章中的症状问卷开始。要了解更多信息，除了传统的学习方式之外，充分利用互联网是不错的选择。要特别注意，互联网上除了有用的资源外，还有很多误导性的信息，所以关注可信度高的资源非常重要。有条不紊、有组织地进行你的"研究"，并整理这些信息，以便与医生分享。

**有主见**　对自己的健康负起全部责任，你可能需要比平时面对医疗保健服务提供者时更加坚定。这需要从过去在医生诊室里表现得友善、默默忍受的人设中脱离出来。一个可能有用的方法是简单的"破纪录"技巧：一遍又一遍地重复你的诉求，直到被认真对待。使用"我"描述你的感受，陈述你的要求，向医生表明你对自己负责。例如，"我想检测我的甲状腺激素水平"，坚定和肯定自己，保持愉快，不要情绪化。

**积极**　专注于积极的目标，比如掌控自己的健康，这非常重要，以及摆脱痛苦的症状，这感觉非常棒。一旦了解了自己的身体并掌控自己的健康，你和你的医疗服务提供者将成为一个无比有价值的团队！

# 目
C O N T E N T S
# 录

第 1 章

# 为什么甲状腺很重要

甲状腺激素负责为身体内的新陈代谢提供动力。

○ 帮助身体维持体温恒定，这就解释了为什么甲状腺激素分泌减少时手脚冰凉。

○ 合成有利于正常生长和修复的蛋白质，这就是为什么甲状腺激素分泌不足的儿童较矮。

○ 有助于清除代谢细胞，这就是甲状腺功能减退症导致体内废物堆积，并出现面部、手臂和大腿水肿的原因。

○ 对免疫功能至关重要，这就是为什么甲状腺功能减退症者经常感冒。

○ 促进血液循环，这就是为什么甲状腺功能有问题流向大脑的血液会减少，进而出现脑雾和认知障碍。

○ 刺激心脏、肝、骨骼肌和肾的耗氧。如果曾在没有足够氧气的高海拔地区度过了很多时间，就知道这是什么感觉：身体功能很差，感到虚弱、恶心、头晕。

○ 调节能量产生和消耗，这就是为什么甲状腺不能正常工作时容易感到累。

那份我都快写完了的报告怎么了？它怎么会出现在我的系统首选文件夹里？还有，我为什么会站在这个文件柜前？终于到了午饭时间了，我把车钥匙放哪了？我看到我的日间计时器上写着"11:30 劳伦"，这是什么意思，劳伦是谁？贴在电脑屏幕上的十几张便利贴也没给我任何线索。我最好在语音信箱留言，以防她打来电话问我在哪。我怎么才能在语音信箱上留言呢？哦，你看，我的钥匙在我最下面的抽屉里……它是怎么到那里的？

如果这听起来很熟悉，你可能是患有脑雾，是甲状腺功能减退症（hypothyroidism）最常见的症状之一。脑雾是一种混乱的状态，患者会感到像有一团乌云笼罩着大脑，感觉不能很好地思考或集中注意力；可能会盯着面前的纸或手头的任务，因为思想在脑海中游走，无法集中注意力或做有意义的思考，变得健忘、孤僻，经常气馁和沮丧。良好的甲状腺功能是集中注意力和保持良好记忆力的关键。因为甲状腺激素水平低会导致新陈代谢减慢，任何激素不足都会影响身体健康，包括大脑（可能导致记忆力下降和无法处理数据等问题）。

# 甲状腺：小腺体，大作用

甲状腺是一个神奇的腺体，位于颈部甲状软骨下方，气管两旁，产生的激素不仅能使头脑敏锐，还有利于保持身材。有没有发现自己或同龄朋友、家人、陌生人中，有人变胖、变秃、变暴躁？随着年龄增长，很多人，尤其是女性，会出现甲状腺功能异常，表现为体重增加、脱发、便秘、皮肤干燥、胆固醇高、疲劳、过敏、呼吸困难、视力和听力受损、睡眠障碍、头晕、麻木、性欲减退，出现疼痛感，还变得容易感染，而且精神和情感问题的发生率增加，如抑郁、愤怒、焦虑、烦躁，甚至罹患精神分裂症和双相障碍（De Groot、Hennemann & Larsen，1984 年）。现实情况是，这些症状中的任何一种都足以让人感到沮丧和烦恼。可悲的是，尽管再无其他产生激素的腺体影响如此广泛的组织和细胞，甲状腺却仍很少受到关注，直到它严重"失灵"，并引发各种问题。即便是这样，大多数医生在寻找导致症状的线索时也常忽略它。

一般，在 35 岁以后的某个年龄，性激素水平开始下降，人就会感觉非常糟糕。早期衰老的迹象开始出现：头发干枯稀疏、体重增加、皮肤松弛、皱纹、易怒……真是一言难尽。尽管有这些糟糕的症状，但仍然可以过相对正常的生活，即便反应速度变慢，并出现各种奇怪的疼痛和痛苦。这些都是某些激素水平下降带来的影响，比如雌激素、孕酮、睾酮、促生长素。这些激素在人年轻时会维持高水平。甲状腺激素与这些激素息息相关。

早在 19 世纪初就有研究表明，切除动物的甲状腺后，它们几天内就会死亡。多年来，以科学的名义，动物的卵巢、睾丸和其他各种内分泌腺被切除，动物们都还能很好地继续生存。1835 年，法国医学研究者雷纳德（Raynard）将一只狗的甲状腺取出来后，它很快就死了。医学界终于意识到了这个小小腺体的重要性（Barker、Hoskins & Mosenthal，1922 年）。外科医生和解剖学家阿斯特利·库珀（Astley Cooper）在 1836 年切除了几只小动物的甲状腺，尽管它们的情况比它们稍年长的同类要好一些，但他注意到它们表现出"蠢笨和萎靡不振"（Vincent，1912 年）。我们这些甲状腺功能减退症患者中，有谁没有这种感觉呢？

## 辛迪的故事

　　41 岁的辛迪觉得自己出现了思维混乱。第一次发生奇怪的事情是在一群医生面前，那时她正在为自己的公司演示新超声波仪器。当时，她已经做了上百次演示。通常情况下，她甚至不需要集中精力做报告，只是凭死记就够了。但那个早晨，在自我介绍和开场白之后，辛迪站在那里一脸茫然，她说她的脑子里就像关上了开关。幸运的是，她记起一个防止在演讲中冷场的技巧——问听众有没有什么问题。更幸运的是，这时医生们参与了进来，开始进行对话，让她回到了正轨。

　　不幸的是，这种脑雾事件变得越来越频繁。虽然她再也没有出现过大脑完全空白的情况，但她越来越健忘，并且不得不利用便利贴和提示卡了。有一次，她花了一个多小时在停车场找租来的车，因为她忘了车的颜色和品牌。事后，她想她不得不要求调换工作以免导致公司出现损失。辛迪知道有些同事已经开始注意到她的变化了，她担心她的老板会是下一个注意到的人。

就在记忆问题越来越严重时，辛迪发现自己经常失眠，而且变得越来越烦躁。开始，她只是以为烦躁是失眠和记忆问题导致的，直到丈夫让她坐下并告诉她，他很担心，因为她的行为改变非常明显，她才意识到情况变得十分糟糕。辛迪立即想到了最坏的情况，到底是什么原因导致了心理功能和性格发生了如此巨大的变化？会不会是脑瘤？

幸运的是，这个想法吓坏了辛迪，让她立即去向医生求助。医生在病史中指出了几个辛迪一直没意识到的其他健康问题：慢性便秘和体重增长（现在她的体重总共增加了 11 千克）；不管天气如何，她总是觉得冷。医生把事情联系起来，告诉辛迪，他担心她的甲状腺功能出了问题，让她去做化验。一周后，辛迪查看化验结果时被告知检查结果证实了医生的怀疑：甲状腺功能出了问题。辛迪开始服用甲状腺激素替代药物，在最初的几周内情况就发生了巨大的变化：她的思维和记忆力得到了显著改善；从服药第一天晚上开始，她就睡得很好；困扰了她一年多的焦虑和烦躁也消失了。

## 甲状腺功能减退症：一种常见疾病

辛迪的故事并不罕见。估算的数据令人吃惊：美国女性中，有25%会发展成甲状腺功能减退症，最高发病率出现在 34 岁以后（American Association of Clinical Endocrinologists，2007 年）。中年以后，一些女性进入围绝经期，这并非巧合。这时，定期排卵停止，由此产生的卵巢激素（特别是雌激素和孕酮）减少，大大影响了甲状腺的工作能力。而且，青春期和妊娠期也是激素分泌旺盛的时期，同样也是甲状腺功能障碍容易发生的时期。卵巢功能和甲状腺功能之间有密切的关系。遗憾的是，由于甲状腺功能减退症的症状与围绝经期的症状非常相似，所以甲状腺功能减退症很容易被忽略。

在诊断甲状腺功能减退症的重要性方面，没人比医生查尔斯·萨尤斯（Charles Sajous）在 100 年前描述得更清楚了。他说，甲状腺功能减退症"使患者处于一种永久的煎熬状态，成为所谓的风湿病、神经痛、三叉神经痛、坐骨神经痛等急性痛苦的猎物"。他接着说，当这些甲状腺功能障碍的症状没有得到正确诊断时，"患者最终会放弃治疗 —— 至少是由医疗人员提供的治疗"（Sajous，1914 年）。有多少人遇到过这种情况：满怀希望地给一个又一个医生看症状清单，可能包括背痛、关节痛、坐骨神经痛、疲劳、头痛、抑郁、脑雾等，最后放弃了，因为所得到的任何治疗 —— 一般是止痛药、抗抑郁药或避孕药 —— 效果都没有什么差别。

为什么在萨尤斯的精辟评论发表近一个世纪后，我们还在同一个地方徘徊？或者说，实际上比那时更糟。至少在当时没有太多药物针对每一种症状进行治疗，医生不得不尝试着寻找问题的根源，并解决它，以帮助患者。对比一下现在的解决方案就会发现，人们最终会因为便秘、抑郁、认知问题、疲劳和体重增加等问题被开出多张处方。许多人在 50 岁之前已经在服用多种不同强效处方药了。

虽然人们最近在媒体上听到更多关于甲状腺的报道（尤其是奥普拉宣布自己有甲状腺功能减退症），但其实甲状腺疾病并不是一个新现象。20 世纪初以来，世界范围内甲状腺功能减退症的发病率一直居高不下。1976 年，甲状腺专家和研究人员布罗达·巴恩斯（Broda Barnes）博士估计，40% 的人患有甲状腺功能减退症（Barnes & Galton，1976 年）。21 世纪初，比利时内分泌学家雅克·赫托吉（Jacques Hertoghe）博士提出，这一比例可能高达 80%（Durrant-Peatfield，2002 年）。甲状腺功能减退症的高发病率有很多原因：遗传、饮食、环境中有害物质的增加、接触病毒、缺碘、对甲状腺的直接物理创伤和（或）间接损伤（如颈部扭伤）、自身免疫性疾病、甲状腺抗体，甚至医学进步使更多患有甲状腺功能减退症的婴儿存活下来也是原因之一。

布罗达·巴恩斯在 20 世纪 60～70 年代对这种逆自然选择的概念进行了广泛的研究。1944 年，随着抗生素的引入，传染病导致死亡的人数急剧减少。在抗生素广泛使用之前，很多儿童都没有机会活到成年。巴恩斯推测，经常感染病毒和细菌的儿童中 99% 都患有甲状腺功能减退症，一旦这些儿童活到成年，并繁衍后代，最终得以在基因库中广泛传播甲状腺功能减退症，因此甲状腺功能减退症的发病率急剧增加（Barnes & Galton，1976 年）。

结核病也存在类似的情况，治愈结核病的药物大约在同一时间被开发出来。在巴恩斯研究的一组人中，1930—1970 年，因感染结核而死亡的人数大幅下降。但同时，心脏病、肺气肿、前列腺癌、儿童癌症和肺癌的死亡人数却大幅增加。巴恩斯说，在早期威胁生命的感染中幸存下来的患有甲状腺功能减退症的儿童，由于甲状腺功能问题导致免疫功能低下，就更容易患上这些疾病和其他机会性感染（Barnes & Galton，1976 年）。

应该因此感到惊慌失措吗？绝对不需要！我、我丈夫，还有我的三个孩子都有甲状腺问题，而且我们都设法克服了这些问题。有一个简单的解决甲状腺问题的方法：测试甲状腺激素水平，如果孩子表现出任何甲状腺疾病的迹象（见第 10 章儿童甲状腺症状评估），就要做相关检测。在医生的指导下，仔细阐述症状和检查结果，如果甲状腺激素水平低，只补充甲状腺激素即可。这是最容易纠正的激素缺乏症之一。

尽管如此，令人恐惧的是，这种常见的和容易治疗的疾病会影响健康的方方面面，却经常被误解、误诊和忽视。如果怀疑自己甲状腺功能有问题，现在是时候做点什么了。你可能已经多次问过医生，甲状腺是否可能是自己出现的健康问题的根源。不要怀疑了：对自己的健康负责，确定甲状腺是不是罪魁祸首。很少有医生（除了专门研究激素的内分泌科医生）接受过诊断和治疗甲状腺问题的医学培训。不幸的结果是，向全科医生或妇产科医生（或自己所依赖的寻求医疗建议的任何医生）询问甲状腺问题时，可能会遇到各种搪塞，诸如"女性总是认为自己的甲状腺是造成体重增加的原因，但这只是借口，只需要改变饮食并开始锻炼即可""疲劳与甲状腺功能无关，只是工作太辛苦""因为有年幼的孩子，可以预料到你很累"。同时，从他们的眼神中悲哀地传达出他们怀疑你是个绝望的疑病症患者。有些医生愿意帮患者检测甲状腺功能，但即使是这些医生，可能也不会做所有必要的检查，以全面了解患者甲状腺功能究竟如何。另外，很多医生可能不知道该如何解释这些检查结果；但这正是患者想要彻底弄清楚事情真相所需要的。

# 了解甲状腺

为了了解甲状腺如何影响健康，必须首先了解它是如何工作的。甲状腺激素负责为身体内的新陈代谢提供动力。

- 帮助身体维持体温恒定，这就解释了为什么甲状腺激素分泌减少时手脚冰凉。

- 合成有利于正常生长和修复的蛋白质，这就是为什么甲状腺激素分泌不足的儿童较矮。

- 有助于清除代谢细胞，这就是甲状腺功能减退症导致体内废物堆积，并出现面部、手臂和大腿水肿的原因。

- 对免疫功能至关重要，这就是为什么甲状腺功能减退症者经常感冒。

- 促进血液循环，这就是为什么甲状腺功能有问题流向大脑的血液会减少，进而导致患者出现脑雾和认知障碍。

- 刺激心脏、肝、骨骼肌和肾的耗氧。如果曾在没有足够氧气的高海拔地区度过了很多时间，就知道这是什么感觉：身体功能很差，感到虚弱、恶心、头晕。

- 调节能量生产和消耗，这就是为什么甲状腺不能正常工作时容易感到累。

甲状腺受垂体和下丘脑（二者均为大脑中的内分泌腺）的调节。下丘脑产生促甲状腺素释放激素（thyrotropin-releasing hormone，TRH），刺激垂体释放促甲状腺激素（thyroid-stimulating hormone，TSH），进而刺激甲状腺产生四种激素以满足身体需求：一碘酪氨酸（monoiodoty-rosine，$T_1$），二碘酪氨酸（diiodotyrosine，$T_2$），三碘甲状腺原氨酸（triiodothyronine，$T_3$）和甲状腺素（thyroxine，$T_4$）。

在这四种甲状腺激素中，$T_4$ 的血液水平最高，约为 $T_3$ 的 4 倍。但是，$T_3$ 比其他的激素更有效，也更具生物活性。身体会制造很多 $T_4$，并根据需要将其转化为 $T_3$。直到最近，人们才对 $T_2$ 有了更多了解：研究表明，它对生产 $T_3$ 的关键酶有刺激作用。$T_2$ 还可以促进肝、心脏、肌肉组织和脂肪组织的新陈代谢。由于它被发现可以在分解脂肪的同时不破坏肌肉组织，最近已用于减肥。事实证明，$T_2$ 可以刺激氧气吸收，并提高整体代谢率（Lanni 等，2005 年）。目前，$T_1$ 仍然是个谜，但它被认为可以通过某种方式控制大脑的电输入和电荷（Lanni 等，1998 年；Goglia & DeLange，2003 年）。

甲状腺功能失调有两种基本表现：变得不活跃，导致甲状腺功能减退症；也可以变得过度活跃，导致甲状腺功能亢进症（hyperthyroidism）。当 $T_3$ 和 $T_4$ 水平下降到太低时，垂体会通过制造更多的促甲状腺激素给予反应，这恰如其名：刺激甲状腺产生更多的 $T_3$ 和 $T_4$。促甲状腺激素水平升高，意味着甲状腺激素水平正在下降。当人们意识到甲状腺与内分泌系统的所有其他部分要密切配合（在下一章中会具体描述）时，情况就变得更加复杂了。所以，整个系统必须充分发挥作用，才能让甲状腺做好工作。

# 甲状腺功能减退症的症状和体征

| | | |
|---|---|---|
| 焦虑 | 纤维肌痛 | 上呼吸道、泌尿系统、 |
| 哮喘 | 肠胃胀气 | 　肠道反复感染 |
| 注意缺陷障碍 | 脱发 | 下肢不宁综合征 |
| 腰痛、腿痛 | 口臭 | 胖大舌、舌苔厚 |
| 膀胱刺激 | 头痛 | 语速慢 |
| 皮肤、甲床、嘴唇 | 心脏扩大 | 跟腱反射减慢 |
| 　或黏膜发蓝 | 痔疮 | 行动迟缓 |
| 肠道问题 | 高血压（发病率不高， | 僵硬、疼痛 |
| 脑雾、记忆力下降 | 　约10%） | 心理问题 |
| 窒息感 | 声音沙哑 | 腿脚肿胀 |
| 指甲脆、薄、成脊状 | 不孕 | 颈部增厚或甲状腺肿 |
| 腕管综合征 | 睡眠问题 | 毛发稀疏、干燥、粗 |
| 宫颈发育不良 | 不耐冷热 | 　糙、发脆 |
| 感冒和慢性疾病 | 少汗 | 眉毛变细，特别是在 |
| 慢性便秘 | 无精打采、眼神 | 　外端 |
| 手脚冰凉 | 　呆滞 | 手脚刺痛 |
| 听力问题 | 肝脏疼痛或肿胀 | 耳鸣 |
| 性欲减退 | 外表显老 | 尿急、尿频 |
| 抑郁 | 基础体温低 | 视力问题 |
| 皮肤干燥、粗糙 | 低血压 | 噪音变化 |
| 围绝经期提前 | 肌肉无力 | 脉搏微弱、缓慢或 |
| 容易出现淤伤 | 手脚疼痛 | 　虚浮 |
| 湿疹、银屑病 | 痛经、月经不调 | 体重增加 |
| 胆固醇升高 | 嘴唇苍白 | 酵母菌感染 |
| 肚子大 | 皮肤苍白、发黄 | 皮肤发黄或眼白发黄 |
| 过度疲劳 | 经前期综合征 | |
| 纤维囊性乳腺病 | 脸、眼皮水肿 | |

## 甲状腺功能亢进症的症状和体征

| | | |
|---|---|---|
| 窒息感 | 失眠 | 目光凝视 |
| 常感到疲乏、心烦意乱、疲惫 | 易怒 | 小腿皮层增厚 |
| | 月经量少或无月经 | 手颤 |
| 容易觉得热 | 肌肉无力 | 体表潮热 |
| 脱发 | 紧张 | 体重减轻 |
| 心悸或心率过快 | 眼睛突出 | |
| 排便次数增加 | 眼睛发红、发炎 | |

# 接下来是什么

对甲状腺功能有基本的了解很重要，这样才能合理与医生配合，弄清楚身体不适是否是由甲状腺功能减退症引起的。如果有必要，这也是掌握复杂的甲状腺检查和治疗的基础。

了解了甲状腺的功能后，需要在了解其他内分泌系统的背景之下全面了解甲状腺。要想让甲状腺好好工作，其他腺体也必须做好自己的工作才行。任何其他内分泌腺体问题都会影响甲状腺功能。下一章为大家介绍一下内分泌系统。内分泌系统是一个复杂而优雅的系统，有很多内在的制衡机制。

# 本章要点 —————————————

- 甲状腺功能减退症的症状多种多样，包括体重增加、脱发、便秘、皮肤干燥、高脂血症、疲劳、过敏、呼吸问题、视力和听力受损、睡眠障碍、头晕、麻木、性欲减退、疼痛和酸痛、感染增多、精神和情绪问题增多（如抑郁、愤怒、焦虑、烦躁，甚至是精神分裂症和双相障碍）等。

- 专家对甲状腺功能减退症的发病率提出了不同的估计，有些专家估计甲状腺功能减退症发病率高达总人口的40%～80%。导致甲状腺功能减退症的原因包括遗传、饮食、环境中有害物质的增加、接触病毒、缺碘、甲状腺的直接物理创伤和（或）间接损伤（如颈部扭伤）、自身免疫性疾病、甲状腺抗体等。医学的进步使更多患甲状腺功能减退症的婴儿能够存活下来，这甚至是甲状腺功能减退症发病率增加的一个重要原因。

- 20世纪初，抗生素和其他药物的使用，使传染病导致死亡的人数减少，更多患甲状腺功能减退症的儿童活到成年。这无疑使甲状腺功能减退症在基因库中的分布更加广泛，从而导致甲状腺功能减退症的发病率增加。

- 甲状腺是由脑垂体和下丘脑调节的，这些腺体以及甲状腺本身的问题都可能导致甲状腺功能出问题。

# 第 2 章

# 内分泌系统对甲状腺的影响

————————

总的来说，内分泌系统是复杂的制衡系统。为了使甲状腺正常工作，位于大脑中央的下丘脑必须告诉位于其下方的垂体如何工作。垂体又反过来告诉其他内分泌腺体如何工作。任何一个腺体出现问题，都会影响甲状腺和其他内分泌腺体。

这里涉及的内分泌系统有九个主要腺体：松果体、下丘脑、垂体、甲状腺、甲状旁腺、胸腺、肾上腺、胰腺和生殖腺（卵巢或睾丸）。这些腺体能产生 100 多种激素。腺体和它们产生的激素调节、协调和控制着身体功能，这就是内分泌系统的作用。

"激素"这个词来自希腊语"hormon"，意思是"激起、兴奋或刺激"，这正是它们要做的 —— 导致其他事情的发生。这些令人赞叹的激素总是忙碌地指挥和调节各种事情，如情绪、饥饿感或饱腹感、睡眠、体温、消化、体重，如何应对压力，何时开始青春期、围绝经期及这些过程需要多长时间。许多人认为是基因决定了这些事情，但事实上激素起了至关重要的作用。当然，产生不同激素的多少肯定是由基因程序控制的，但许多其他因素也会影响激素，包括饮食、运动、睡眠、接触环境中的有害物质，以及药物的使用或滥用。

通常，内分泌系统负责身体缓慢发生的变化，例如，细胞生长。而那些较快的活动，则由神经系统控制。神经系统协调身体的各种活动，而内分泌系统通过神奇的激素发挥作用，并利用血液传递信息。每一种激素只作用于特定的被称为靶细胞的细胞。这些靶细胞有特定的激素受体。当激素通过血液到达目标细胞时，就锁定细胞的受体，传递指令，令人惊奇的事情发生了：乳房生长，臀部变宽，头发茂密而有光泽，皮肤发亮。

内分泌学早期进行的一个有趣试验向人类展示了激素是如何发挥作用的。1849 年，生理学家阿诺德·伯特霍尔德（Arnold Berthold）阉割了4 只年轻的公鸡，其中 2 只鸡实际上成了"太监鸡"，另外 2 只鸡的睾丸被移植到一个远离它们正常位置的地方。"太监鸡"的雄性特征一直没有发育，但接受睾丸移植的鸡却发育为正常的成年公鸡（Soma，2006 年）。这个试验证明，激素可以从任何部位进入血液，并正常工作。事实上，曾经有过将一粒小麦大小的甲状腺组织碎片移植到身体的其他部位，用于治疗甲状腺功能减退症的一种方法。这些移植的甲状腺组织碎片能够在短时间内发挥甲状腺功能，但随后会被身体吸收，不得不重复该过程（Sajous，1922 年；Sajous & Sajous，1930 年）。

## 内分泌系统的各腺体

任何激素过多或过少都会对身体造成伤害。内分泌系统的各部分会协同作用，确保每种激素处于正常的水平。例如，如果甲状腺分泌的甲状腺激素不足或过剩，垂体就会被"告知"这一点，并调整它释放促甲状腺激素的量，这种过程称为负反馈系统。

总的来说，内分泌系统是复杂的制衡系统。为了使甲状腺正常工作，位于大脑中央的下丘脑必须告诉位于其下方的垂体如何工作。垂体又反过来告诉其他内分泌腺体如何工作。任何一个腺体出现问题，都会影响甲状腺和其他内分泌腺体。

　　从公司结构的角度理解内分泌系统，是很有帮助的。下丘脑是首席执行官，负有全面的管理责任，并与"外部"对接，检测环境温度和光照等；垂体是首席运营官，负责内部运营，协调所有不同功能区之间的互动；其余腺体是执行人员，执行首席运营官的指令。

　　从顶部开始，仔细看一下这 9 个内分泌腺。

## 松果体

　　在生理上来看，松果体位于内分泌系统的顶端。在许多原始动物（例如，爬行动物）中，松果体非常靠近头顶部的皮肤，实际上它对外界的光线有反应。松果体曾经被认为是像阑尾一样退化了的器官，实际却和阑尾一样并非一无是处的"退化器官"，而是免疫系统的重要组成部分。有一种理论认为，松果体是第三只眼睛。

　　在 20 世纪 60 年代，研究发现，松果体有许多关键的功能，包括产生褪黑素（melatonin）。这是一种极其重要的激素。在人体中，松果体离身体表面相对较远，无法真正探测到光线，所以它需要通过眼睛来接收输入。褪黑素的量是根据眼睛收到的光线量来决定的。光线增加会导致松果体减少制造褪黑素的量，所以褪黑素在白天水平较低，在晚上会增长到峰值。冬季，当夜晚较长的时候，松果体会制造更多褪黑素。这种对光的反应转化为身体的昼夜节律，生理和生化活动周期也被称为生物钟（Stokkan & Reiter，1994 年）。

　　这一切都很好，但是为什么要关心褪黑素以及为什么要了解褪黑素的产生时间？这很重要，因为褪黑素具有许多重要功能：有助于调节睡眠，是有效的抗氧化剂；控制黑色素（使皮肤和头发着色的色素）的扩散；对其他激素有调节作用。实际上，许多动物，如牛和马，为了物种生存，把生育时间限制在春季，以增加后代的存活机会。松果体似乎能够根据光照的时长和强度来判断季节。

褪黑素是以黑色素和 5- 羟色胺命名的，5- 羟色胺是一种在松果体中大量存在的神经递质。褪黑素是由 5- 羟色胺制成的，松果体似乎是 5- 羟色胺主要的贮存器。随着天色渐暗，5- 羟色胺被转化为褪黑素，然后 5- 羟色胺水平随之下降。随着天亮的临近，光线增加使褪黑素水平下降，从而使 5- 羟色胺水平增加。这种 5- 羟色胺和褪黑素之间的关系有助于解释称为季节性情感障碍（seasonal affective disorder，SAD）的疾病。研究表明，冬季，季节性情感障碍患者白天的褪黑素水平一直较高，而 5- 羟色胺水平较低，从而出现 5- 羟色胺缺乏的症状，包括抑郁。

虽然希望像在电力时代之前那样，天一黑就上床睡觉，这样的想法听起来并不现实，但令人信服的研究表明，在夜间使用人造光会抑制褪黑素分泌，并可能增加患癌症的风险（Blask 等，2005 年）。对不同社会的癌症发病率研究表明，在夜间使用人工照明最多的地方，癌症发病率最高（Rajaratnam & Arendt，2001 年）。癌症发病率的增长显然还和许多其他可能的原因相关，但以夜班工作人员为样本进行的研究，也支持夜间使用人工照明导致癌症患病率增加这一理论。哈佛大学的研究人员发现，连续 15 年或更长时间每月至少上 3 次夜班的护士，与从不上夜班的护士相比，患结肠癌的可能性高 35%（Schernhammer 等，2003 年）。此外，还有研究表明，昼夜制造褪黑素的盲人患癌症的概率低 30%（Mann，

2002 年）。

北卡罗来纳州立大学的科学家们对卵巢癌和光照进行了一项有趣的研究：在对母火鸡进行研究时发现，只有 8 小时黑暗时间的较短夜晚会导致火鸡的卵巢肿瘤变大。然而，当将夜晚黑暗时间延长到 16 个小时后，肿瘤变小了，甚至在某些情况下消失了。他们发现，重新回到较短的夜晚，肿瘤变得和以前一样。他们由此得出结论，火鸡的卵巢癌可能被光照操控（Moore & Siopes，2004 年）。显然人类不是火鸡，但对人类的临床研究显示了类似的趋势（Vijayalaxmi 等，2002 年）。

许多科学家认为，癌症是由 X 线等强穿透性辐射对 DNA 造成损伤引起的。褪黑素能破坏这种辐射产生的自由基，因此褪黑素的抗氧化特性很可能是预防癌症的一个重要因素。而且，褪黑素也被证明可以抑制前列腺癌细胞的生长（Sainz 等，2005 年）。要完全理解松果体在预防癌症中的作用，还需要更多的研究。但有两个事实应该了解：光线会导致松果体停止制造褪黑素；褪黑素对癌症有抑制作用。在开着灯或窗外有路灯的情况下睡觉，应该考虑到这一点对健康的影响。睡觉的时候尽量避开人工光线，这样有利于褪黑素的分泌，并且从中获得最大收益。

就像内分泌系统中的所有其他腺体一样，松果体与甲状腺有密不可分的联系。充足的甲状腺活动是松果体正常工作的必备条件，甲状腺功能减退症会导致褪黑素的产量显著减少（Belviranli，2006 年）。了解了褪黑素的重要性，甲状腺功能减退症对健康会产生如此深远的系统性影响就不足为奇了。

## 下丘脑

在松果体下方的腺体是下丘脑，它作为内分泌系统和外界的接口，扮演着重要的角色。下丘脑调节垂体释放出各种影响生命基本功能的激素。这些激素会影响关键的生命活动，例如，食物摄入、调节体重、愉悦和痛苦意识、食物的代谢、液体平衡、体温和睡眠周期等。下丘脑出了问题，会影响到垂体，并可能导致包括甲状腺在内的多个受垂体控制的腺体出现问题，进而表现出许多病症：糖尿病、失眠、体温波动、性问题、极端化情绪等。尽管下丘脑的作用非常重要，影响许多重要的功能，但它只有一个杏仁那么大。

## 垂体

垂体位于下丘脑下方，大致在鼻子后面，比下丘脑还小，大约只有豌豆那么大！即便如此，垂体无疑是内分泌系统中非常重要的部分之一，因为它会产生控制其他内分泌腺体的激素。垂体产生激素的能力受许多因素影响，包括情绪和季节变化。垂体从下丘脑接收诸如情感状态、环境温度和光照模式等信息，利用这些数据通过分泌激素调节其他腺体的活动，刺激其他腺体产生更多激素。

以下是一些垂体产生的激素及其作用的例子。

○ 促肾上腺皮质激素（adrenocorticotropic hormone，ACTH）刺激肾上腺产生糖皮质激素（glucocorticoid），主要是皮质醇，以应对压力。

○ 黄体生成素（luteinizing hormone，LH）和促卵泡激素（follicle-stimulating hormone，FSH）刺激卵巢，产生雌激素、孕酮和睾酮。

○ 促甲状腺激素刺激甲状腺产生甲状腺激素。

○ 促生长素刺激骨骼和其他身体组织生长，利用营养和矿物质。

○ 催乳素（prolactin）可以刺激哺乳期妇女的乳汁分泌，也有调节免疫功能的作用。

○ 催产素（oxytocin）会在分娩时促进子宫收缩。如今，催产素被人们称为"爱激素"或"信任激素"，因为它似乎对与他人建立联系产生积极影响。

○ 血管升压素（vasopressin），一种抗利尿激素，有助于控制体内水分平衡。


## 甲状腺

甲状腺对内分泌系统和整体健康至关重要。甲状腺负责调节新陈代谢功能，这不仅仅包括如何消化食物或是否增加体重，还涉及人体中所有组织和细胞中能量的产生和使用。

甲状腺产生的激素会增加线粒体的活性，甚至增加线粒体的数量。线粒体是细胞中的能量发生器，通过将饮食转化为身体能量，为身体提供动力。甲状腺激素控制氧气进入细胞，为大脑、心脏、肌肉和其他器官提供"燃料"，也会影响大脑的化学反应，还影响精神功能、情绪和情感。

患甲状腺功能减退症时，产生的能量减少，导致身体自觉节省能量，并将能量集中在诸如"修复"和"再生"等基本功能上。这会导致身体出现各种不适。如果头发脱落、性欲消失，皮肤干燥到用再多保湿霜也无济于事，或者大脑似乎在捉弄自己……都可能是甲状腺功能问题所致。

尽管这些症状不会危及生命，但会令人苦恼，尤其是当多种症状齐发时。甲状腺功能减退症的症状清单充分说明了解决甲状腺问题的重要性：体重增加、疲劳、加速衰老、便秘、关节和肌肉疼痛、抑郁、焦虑、背部和（或）腿部疼痛、膀胱问题、血脂异常、头痛、睡眠问题，等等。而且，由于甲状腺功能与内分泌系统的其他腺体密切相关，会影响到其他腺体的激素分泌，包括促生长素、皮质醇、雌激素和孕酮等。

## 我的故事

了解下丘脑、垂体和甲状腺之间的关系，对我了解和修复自己的健康至关重要。当我开始探究困扰我的根源时，我怀疑自己有甲状腺问题，因为我的很多症状都是甲状腺功能减退症的典型症状。但是每次我进行常规的甲状腺激素测试后，都被告知甲状腺没问题。这些测试（一般是促甲状腺激素测试，有时也会做 $T_4$ 测试）主要是检测原发性甲状腺功能减退症，如果甲状腺本身出了问题，这些检查是有用的。

不幸的是，如果下丘脑或垂体出了问题，即使没有足够的甲状腺激素来满足身体需求，促甲状腺激素也通常保持在正常水平。这是因为一些功能失调导致下丘脑或垂体无法增加调节性激素的分泌从而来对甲状腺激素水平下降做出反应。这会使甲状腺的活动增加，而即使是甲状腺激素水平轻微增加或减少，都会改变细胞的活动，破坏身体健康。

当我终于明白了腺体之间的关系后，才意识到促甲状腺激素水平很低，同时 $T_3$ 和 $T_4$ 水平也很低，说明我的下丘脑和（或）垂体功能有问题。这种情况被称为中枢性甲状腺功能减退症。不幸的是，大多数医生不了解这种情况，因此他们从未对其进行检测。幸运的是，它与原发性甲状腺功能减退症一样，对甲状腺激素补充剂有反应，自从我开始补充甲状腺激素，所有甲状腺功能引发的问题均得到了缓解。

## 甲状旁腺

有四个豌豆状的小腺体附着在甲状腺上，叫甲状旁腺。它们借助甲状腺中产生的降钙素，调节骨骼和血液中的钙和磷酸盐水平。除了强壮骨骼外，还能保护心脏功能，因为引起心脏跳动的电脉冲需要钙。这些小腺体并没有得到太多关注，但是当考虑到钙失衡时可能出现的所有问题，这时候才会对它们有更好的认识：肌肉抽筋和痉挛、困惑、抑郁、手指和口腔周围有刺痛或针刺感，都跟它们有关系，更不用说骨质疏松了。

良好的甲状腺功能对充分发挥甲状旁腺的作用非常重要，因为甲状腺激素不足已经被证明会减弱骨骼对甲状旁腺激素的反应能力——这在骨质疏松的病情发展中是非常危险的（Castro、Genuth & Klein，1975 年）。

## 胸腺

与松果体一样，直到最近才有人意识到胸腺的重要性。现在，人们知道胸腺是人体免疫力的关键调节器，负责监督一种特殊类型的免疫系统细胞——T 细胞。T 细胞帮助身体识别和消灭入侵的细菌、病毒和异常细胞（如癌细胞）。多年以来，人们认为胸腺只是一个临时器官，在青春期最大，然后逐渐缩小，直到成年后消失。真相是，胸腺萎缩是对导致"衰老"过程中的许多因素的反应，如压力、疾病、辐射和营养不良等。事实上，由于急性生理压力或严重疾病或感染，胸腺可以在 24 小时内缩小到原来的一半。

研究表明，尽管正常衰老会导致胸腺体积缩小，但它必须终生保持活跃，并继续产生淋巴细胞，以保持身体健康（Kendall，1984 年）。在甲状腺功能减退症患者中，胸腺激素水平显著下降，因此甲状腺功能减退症似乎加剧了胸腺功能丧失（Hrynevych 等，2002 年）。以色列研究人员进行的一项有趣的研究表明，当给被切除了胸腺的小鼠使用胸腺提取物后，小鼠的免疫功能得到了恢复（Trainin & Linker-Israeli，1976 年）。同样，胸腺提取物也被成功地用于人类解决一些严重疾病（Diamond，1985 年）。

当胸腺被移除或破坏时，防止感染的免疫系统就会受损。研究表明，用胸腺激素治疗可显著提高患有肿瘤的小鼠的存活率（Klein 等，1987 年）。有传闻认为在人类当中可能也是如此，胸腺功能丧失可能是癌症发病率随年龄增长而增加的一个重要原因。

## 肾上腺

人有两个肾上腺，每个肾上有一个，负责产生几种重要的激素，包括皮质醇和肾上腺素。这些激素负责调控身体如何处理生理和情绪上的压力。皮质醇是持续产生的，也被认为是一种应激激素，对身体健康至关重要，当感觉到健康或生存受到威胁时，皮质醇的分泌量就会增加。在任何压力下，无论是好的压力（如兴奋），还是坏的压力（如创伤、疾病），肾上腺都会增加皮质醇的产生，这会激发能量爆发，在可能遇到的困境中生存下去。在过去，这些困境通常涉及危及生命的事情，例如，与敌对部落或食肉性野兽进行战斗或逃离。皮质醇会使心率、呼吸频率加快，使血压升高，为身体提供更多的氧气和营养物质，以度过危机。同时，组织修复、消化、激素分泌和免疫功能等在皮质醇分泌增多时会减慢，因为这些活动，相对迫在眉睫的紧急状况而言，并不重要。

即使面前的挑战比与相邻部落厮杀所受的创伤要小，比如仅仅是面对一个爱挑事儿的邻居，身体却不知道有什么区别，它仍然经历同样的生理变化，即时分泌皮质醇。如果皮质醇水平增加是短暂的，就没有什么坏处。不幸的是，如果长期处于压力之下，肾上腺最终会因为无休止分泌皮质醇而精疲力竭，最终出现所谓的肾上腺疲劳。结果就会使你出现感到疼痛、疲劳，老是觉得冷，还经常生病的情况，甚至出现从未有过的过敏症状，还会表现为体力不支以及血糖失调等，从而出现身体对食物异常渴望的情况，并导致体重增加。

为了满足肾上腺的需求，皮质醇不仅可以控制身体对压力的反应，还可以调节其他激素的作用和它们之间的相互作用。如果肾上腺疲劳，就不会分泌足够的皮质醇，这时候身体必须优先考虑做什么和不做什么。

随着年龄增长，肾上腺功能变得越来越重要。当卵巢分泌激素的速度减慢时，肾上腺就会负责这些关键激素的后备分泌。因此，肾上腺的状况是女性围绝经期的决定性因素之一。重新平衡或重建肾上腺功能需要协同努力。快速回顾一下肾上腺功能失调引起的症状——极度疲劳、运动困难、肌肉和关节疼痛、低血糖、酗酒、焦虑或恐慌发作、过敏、哮喘、更频繁或严重的感染等，人们应该会相信重建肾上腺功能是值得的。

　　肾上腺与甲状腺有千丝万缕的联系，所以肾上腺疲劳和甲状腺激素缺乏是相伴而生的。受损或疲惫的肾上腺无法产生足够的皮质醇，而皮质醇是产生甲状腺激素、$T_4$ 转化为 $T_3$，以及甲状腺受体功能正常运行必不可少的。反之，如果甲状腺功能不好，导致新陈代谢减慢，也会让肾上腺功能变弱。许多治疗甲状腺疾病的医生认为，甲状腺功能减退症的女性同时患有肾上腺疲劳的比例很高。所以，如果存在甲状腺功能减退症的症状，应该随时评估肾上腺功能。这种联系如此重要，以至于第 9章完全是肾上腺的相关内容。在第 9 章，会有肾上腺疲劳症状评估、肾上腺功能的简单家庭测试，以及必要的肾上腺功能实验室检测、肾上腺功能异常治疗和支持肾上腺功能的方法概述。

## 胰腺

　　胰腺会产生胰岛素（insulin）、胰高血糖素（glucagon）和消化酶（digestive enzyme）类等。胰岛素的主要工作是将血中葡萄糖（也称为血糖）从血液中转移到脂肪或肌肉细胞中储存起来，以备日后之需。饮食对胰岛素和血糖水平影响深远。精制碳水化合物，如糖果、软饮料、饼干、蛋糕、甜甜圈、面包、面食、谷类和其他用白面制成的食物，都比复合碳水化合物（全谷类和由全谷物制成的产品、豆类、蔬菜等）转化为血糖的速度要快得多。

血糖会储存在肌肉细胞中，直到存满为止。肌肉细胞储存了足够多的血糖，就会拒绝接受更多的葡萄糖，身体就把它储存在脂肪细胞中，试图阻止它流通。这时候身体得制造更多的胰岛素来试图控制多余的葡萄糖，会让血糖急剧下降，导致血糖异常波动，从而出现身体对咖啡因、糖和更多精制碳水化合物异常渴望的情况。所以请记住：精制碳水化合物越多，胰岛素分泌就越多，就越胖。

这种恶性循环不仅导致体重增加，还导致更严重的问题——出现胰岛素抵抗。这种情况下，身体失去对胰岛素的正常反应能力，是导致 2 型糖尿病的因素之一。在胰岛素抵抗中，正常的胰岛素分泌和血糖控制被打破。长期如此，胰岛素受体的功能减弱，身体无法有效处理血糖。为了应对由此产生的持续高血糖，大脑会发出信号，要求分泌更多的胰岛素，以降低血糖水平。胰岛素抵抗会因皮质醇水平升高恶化，导致体重明显增加（尤其是身体中段附近明显变胖），免疫功能受损，患心脏病风险增加。雌激素缺乏会加剧这种情况，因为雌激素在优化细胞内的胰岛素反应方面发挥着重要作用。

最后，甲状腺在控制胰岛素方面发挥着重要作用。临床研究表明，甲状腺功能减退症会增加胰岛素的分泌，因此治疗甲状腺功能减退症可能有助于胰岛素正常分泌，并有助于预防糖尿病的发展（Lenzen、Joost & Hasselblatt，1976 年）。

## 生殖腺

卵巢产生卵子，是性激素的主要来源：雌激素、孕酮和睾酮。女性刚出生时，便拥有一生的卵子供应了。大多数人一生大约有 200 万个卵子，但是到了 30 岁中后期，只剩下约 3% 的卵子。因为随着年龄增长以及排卵，雌激素和孕酮水平就会降低。大多数人都知道，雌激素是卵巢分泌的主要激素，负责女性第二性征，尤其是胸部和臀部，并为怀孕做好准备。它使我们保持活力、敏捷、聪明，身体和大脑所有功能几乎都离不开它。雌激素能促进细胞和神经元的生长，使我们保持头脑敏锐、性欲旺盛、精力充沛，并保证人们拥有健康的心脏、良好的骨骼、愉悦而平静的生活心态、理想的体重和干净光滑的皮肤。

雌激素对有效利用孕酮很重要。事实上，它的功能之一就是产生孕酮受体。尽管孕酮曾经被认为仅与怀孕有关，但现在看来，孕酮受体遍布全身。这表明孕酮是有许多功能的重要激素。存在孕酮受体的部位包括生殖系统、乳房、皮肤、头发、泌尿系统、心脏、血管、骨骼、黏膜、盆腔肌肉和大脑（Nash、Morrison & Frankel，2003 年）。

甲状腺激素与雌激素和孕酮相互依存，卵巢有甲状腺激素受体，而甲状腺也有雌激素受体和孕酮受体，就说明了这一点。早在 1900 年，人们就认识到它们是相互依存的关系。1922 年，内分泌学先驱哈里·哈罗尔（Harry Harrower）写道："甲状腺疾病与月经相关，因此妇科医生在考虑月经失调时，绝不能忽视甲状腺功能。"（Harrower，1922 年）。

可以说，这个概念已经被现代妇科学遗忘。我没有遇到过一个妇科医生在听到一个女性抱怨月经有问题，比如大出血时，会想到检查甲状腺功能。这时候，认为妇产科是一个外科专业，是有道理的，因为这些妇产科医生只寻求针对问题的外科解决方案。那么，针对常见的围绝经期大出血来说，子宫切除术和子宫内膜消融术是最常见的治疗方法，这是否让人感到惊讶？悲剧的是，对于走这条路的女性来说，当然值得在选择手术之前就探索到这一点。研究表明通常通过补充甲状腺素就能解决问题。

甲状腺功能减退症在围绝经期更为常见，此时卵巢功能开始减弱，并变得不稳定。原因之一是甲状腺和卵巢之间的相互依赖关系。另一个原因是雌激素和孕酮紊乱对甲状腺产生影响。通常在 35 岁以后，分泌的孕酮越来越少，并停止了定期排卵。这种情况发生时，雌激素水平无法被足够的孕酮平衡，最终分泌的雌激素相对于孕酮过多。这一概念在后面的章节中有更深入的探讨。

在此简短的解释是，由此产生的情况，有时被称为雌激素优势，会导致一些蛋白质水平升高，这些蛋白质抑制甲状腺激素的产生和活性以及甲状腺激素受体的功能。雌激素优势情况下，身体内导致细胞增生的雌激素过多，会引起各种可预期的症状：月经量大、痛经、体重增加。用孕酮平衡雌激素，通常是甲状腺重新平衡和恢复正常的关键。

# 接下来是什么

现在了解了主要内分泌腺的基本知识和腺体之间的相互作用后，人们将更容易弄清楚甲状腺是怎么回事。下一章将提供甲状腺功能减退症和甲状腺功能亢进症的症状评估，以了解自己是否存在甲状腺功能异常，以及自己的甲状腺是过度活动还是活动不足。

## 本章要点 ─────────────────────

- 内分泌系统负责确保所有激素都达到最佳水平，因为任何激素过多或过少都对身体有害：下丘脑和垂体管理着一个复杂的检查和平衡系统，以保证包括甲状腺激素在内的所有激素处于最佳水平，并让它们保持平衡。

- 松果体会根据光照产生褪黑素，随着光照的增加，松果体会减少产生褪黑素的量，所以褪黑素水平在白天较低，夜间分泌量达到峰值。褪黑素调节睡眠，充当一种有效的抗氧化剂，控制黑色素的扩散，并对其他激素有重要的调节作用。

- 下丘脑在内分泌系统中起着至关重要的作用，是这个系统与外界联系的接口。下丘脑"告诉"垂体释放各种激素，这些激素影响生命必需的活动，如呼吸、血压、心率等。

- 垂体分泌激素，刺激其他内分泌腺产生激素，以此调节其他腺体的活动。

- 甲状腺负责调节身体的代谢功能。

- 甲状旁腺在甲状腺产生的降钙素的帮助下，调节骨骼和血液中钙和磷酸盐的水平。钙和磷酸盐确保强壮健康的骨骼和最佳的心脏功能，因为钙是引起心脏跳动的电脉冲必不可少的物质。

- 胸腺是身体免疫的关键调节器。

- 肾上腺负责产生包括皮质醇和肾上腺素在内的几种关键激素。这些激素负责控制身体如何管理生理和情绪上的压力。

- 胰腺产生胰岛素、胰高血糖素和消化酶类等。胰岛素的主要作用是将葡萄糖从血液中转移到脂肪或肌肉细胞中，以备日后之需。

- 卵巢产生卵子，是雌激素、孕酮和睾酮等激素的主要来源。

第 3 章

# 评估甲状腺健康

完成本章的评估是最重要的事情之一，它可以确定身体正在发生什么，这些症状反映甲状腺功能处于什么状况。这将使你和医生对甲状腺状况有深入了解，并有助于确定自己是否患有甲状腺疾病，是否需要治疗。

做一个简单的测试，看看自己是否患有甲状腺功能减退症。

确信冬天比以前更冷，夏天比以前更热。

烘干机让所有衣服都缩水了。

自己平衡支票簿的能力已经成为过去式。

记忆力不行了，便利贴主宰着工作和生活。

总认为每个人都和自己过不去，或者是想把自己逼疯。

周围的人都有态度问题。

已经把"睡个好觉"的定义修改为不用药物的 8 小时睡眠。

朋友们开始在你说什么的时候翻白眼了。

丈夫和孩子突然同意你说的一切，或者丈夫和孩子变成了"白痴"。

不在乎丈夫去哪里（或和谁一起），只要自己不和他一起去就行。

不管遇到谁，都已经不再试图收腹了。

戒掉了以前所有的坏习惯，仍然感觉不舒服。

几乎哪儿都痛，不痛的部位似乎都不管用。

严肃地说，如果对这些问题中的哪怕一个回答是肯定的，就亲身体验到健康的甲状腺对身心健康有多么重要了。尽管对这些现象有许多其他可能的解释，但也都可以用甲状腺功能障碍来解释。正如人们已经开始看到的，甲状腺影响一切，从情绪的平静——不会在一点小事上脾气失控，到精神功能（如能够全神贯注做事和记事情），再到无数生理影响（如能量水平、体重和免疫功能）。评估甲状腺功能以弄清潜在的问题根源，这可能是能为自己身体和健康做的一件重要的事情。

## 为什么注意到症状很重要

身体的体征和症状是身体传达健康状况的方式。如果仔细观察，身体会给几乎所有需要的信息让人了解发生了什么。忽视这些指标，就会陷入麻烦。如果人们经常这样做，多数女性倾向坚忍地承受身体上的挑战：在很小的时候就习惯了忍受经期疼痛和不适，然后面对妊娠的挑战和分娩带来的巨大痛苦，接着是哺乳让身体接受挑战，最终将面临围绝经期的终极挑战。所有这些都只是作为女人的一部分，并且习惯了从小接受它们，并学会适应它们，甚至认为本该如此。

遭遇坎坷时，无论是疲劳、疼痛、抑郁，还是仅仅月经量过大，女性都会告诉自己，生活必须继续：房子必须打扫干净，必须做饭，必须接送孩子，无休止的其他任务必须完成，更不用说工作了（如果是职业女性的话）。面对这么多责任，女性都没空去迁就身体上的不适。事实上，女性可能不想承认身体上的问题，因为实在没有时间（经常也没有财力）弄清到底发生了什么。

可以想象，这种方法通常会适得其反。忽视健康状况恶化的迹象和症状，并不能像我们希望的那样 —— 让问题消失。恰恰相反，它常常导致情况继续恶化。从长远来看，忽视身体问题在很多层面上都可能付出巨大代价。一个简单而且行之有效的方法是，仔细观察正在出现的症状，并探索这些重要的线索可能表明哪些健康问题。可以利用这些有价值的信息规划一条回到之前快乐、健康的自我的道路。完成本章的评估是最重要的事情之一，它可以确定身体正在发生什么，这些症状反映甲状腺功能处于什么状况。这将使你和医生对甲状腺状况有深入了解，并有助于确定自己是否患有甲状腺疾病，是否需要治疗。

第 1 章末尾的症状列表可能让你对自己的甲状腺是活动不足还是活动过度有了很好的了解。评估中的一些症状和体征代表的是危险因素，而不是症状本身。此外，有些症状可能是由其他激素失衡引起的，甲状腺可能参与，也可能没参与。重要的是看看所有激素的水平，以了解内分泌系统是如何运作的。

## 练习：甲状腺功能减退症症状评估

这个测试有助人们确定甲状腺是否活动不足。阅读下面的陈述，决定每个体征或症状的严重程度或发生频率，然后圈出最准确的数字。

0= 没有或从未出现　　　　　1= 轻微或偶尔

2= 中等或经常　　　　　　　3= 严重或总是

将第一部分中的每项分数相加，相加后的分数乘以 2，然后与第二部分中的分数相加，得到总分。

## 第一部分

0 1 2 3 膝盖无力或僵硬。

0 1 2 3 背部或腿部疼痛。

0 1 2 3 被诊断为纤维肌痛综合征。

0 1 2 3 被诊断为腕管综合征。

0 1 2 3 耳朵里有奇怪的声音：铃声、嗡嗡声、咔嚓声、隆隆声或流水声。

0 1 2 3 有慢性便秘。

0 1 2 3 脱发严重。

0 1 2 3 不管天气多热都很少出汗，即使在锻炼后也是如此。

0 1 2 3 心脏在 X 线片上看起来增大了。

0 1 2 3 被诊断为慢性疲劳综合征。

0 1 2 3 眉毛末端（太阳穴方向）越来越细，越来越短。

0 1 2 3 肩胛骨之间疼痛严重。

0 1 2 3 指甲上有凹槽。

0 1 2 3 关节、手或脚有很多疼痛点。

0 1 2 3 经常出现鼻窦感染。

0 1 2 3 感觉舌头正在变大，侧面因紧贴牙齿而被压出齿痕。

0 1 2 3 声音经常沙哑或虚弱。

0 1 2 3 感到不协调，有无缘无故跌倒的倾向。

0 1 2 3 说话出现语速缓慢、口齿不清、声调单一。

0 1 2 3 有皮肤病，如银屑病、湿疹或白癜风。

0 1 2 3 患有注意缺陷多动障碍。

0 1 2 3 有痛风。

0 1 2 3 颈部前部增厚或隆起。

0 1 2 3 有时产生幻觉，比如感觉小动物在房间里跑来跑去。

0 1 2 3 有自身免疫性疾病，如克罗恩病（Crohn's disease）、结节病、狼疮、多发性硬化、硬皮病、类风湿性关节炎、干燥综合征、糖尿病或重症肌无力。

0 1 2 3 有雷诺综合征（Raynaud's syndrome）。

0 1 2 3 有肺气肿。

0 1 2 3 接受了子宫切除术。

0 1 2 3 被诊断患有动脉粥样硬化（心脏病）。

第一部分总分：_____

第一部分总分 ×2：_____

## 第二部分

0 1 2 3 指甲又软又薄，很容易开裂、断裂。

0 1 2 3 牙齿产生了很多牙垢，需要经常清洗。

0 1 2 3 经常脖子僵硬。

0 1 2 3 月经紊乱，甚至闭经。

0 1 2 3 体重增加，饮食和锻炼都不能控制体重。

0 1 2 3 眼睫毛越来越少了。

0 1 2 3 有哮喘。

0 1 2 3 牙龈容易出血、红肿，已经开始萎缩了。

0 1 2 3 有过一次或多次流产经历。

0 1 2 3 脸和手上有细小的皱纹。

0 1 2 3 有时感觉有虫子在皮肤上爬。

0 1 2 3 有时身体各部位都有灼热的感觉。

0 1 2 3 趾甲内生或有脚气病。

0 1 2 3 夜间视力非常差。

0 1 2 3 有时头晕，或者被有人说有眩晕（他们可能分不清头晕还是眩晕）。

0 1 2 3 已经表现为膝外翻（俗称 X 形腿）了。

0 1 2 3 容易扭伤。

0 1 2 3 感到胃胀，而且感觉肚子里有很多气体。

0 1 2 3 有酗酒或滥用药物的问题。

0 1 2 3 抽烟。

0 1 2 3 对酒精的耐受性不好。

0 1 2 3 有低血糖症。

0 1 2 3 眼睑肿胀或眼袋水肿。

0 1 2 3 嘴唇苍白。

0 1 2 3 发现自己经常咬牙，尤其在晚上。

0 1 2 3 发现自己经常抖脚或抖腿。

0 1 2 3 被诊断为颞下颌关节紊乱综合征（temporomandibular joint disorder syndrome）。

0 1 2 3 耳朵经常发炎。

0 1 2 3 有很多牙齿问题，包括新出现的龋齿。

0 1 2 3　过敏。

0 1 2 3　很容易疲劳。

0 1 2 3　反应迟钝。

0 1 2 3　在冬天表现得很沮丧。

0 1 2 3　嘴唇肿胀。

0 1 2 3　被诊断为坐骨神经痛。

0 1 2 3　过早出现白发。

0 1 2 3　腿上的皮肤粗糙或有鳞屑，尤其是膝盖以下。

0 1 2 3　贫血。

0 1 2 3　有糖尿病。

0 1 2 3　脸色苍白。

0 1 2 3　头发又干又脆。

0 1 2 3　耳垢很多。

0 1 2 3　无法控制自己的愤怒情绪，有时会忍不住对别人大发雷霆。

0 1 2 3　有很多痣和疣。

0 1 2 3　低密度脂蛋白胆固醇升高和（或）高密度脂蛋白胆固醇降低。

0 1 2 3　脚越来越平了。

0 1 2 3　有纤维囊性乳腺病，而且乳房变得非常疼痛。

0 1 2 3　不再对性生活感兴趣了。

0 1 2 3　变得非常易怒和喜怒无常。

0 1 2 3　无论睡多长时间或休息多长时间，都很累。

0 1 2 3　想法越来越奇怪。

0 1 2 3　经常焦虑不安。

0 1 2 3　头痛得厉害。

0 1 2 3　手脚感到肿胀，并且不是体重增加导致的。

0 1 2 3　血压太高或太低。

0 1 2 3　对简单的事情都感到困惑，有时会不知所措。

0 1 2 3　经前期综合征（premenstrual syndrome，PMS）越来越
　　　　严重。

0 1 2 3　很多时候很难集中注意力。

0 1 2 3　现在或曾经很难怀孕。

0 1 2 3　手脚刺痛。

0 1 2 3　开始长痤疮了。

0 1 2 3　脸上有片状的红色斑点。

0 1 2 3　看起来比实际年龄大。

0 1 2 3　晚上入睡难。

0 1 2 3　一直感到悲伤或压抑。

0 1 2 3　似乎经常生病，很难恢复。

0 1 2 3　晚上睡觉时腿脚不宁。

0 1 2 3　心悸、心律不齐。

0 1 2 3　总感觉心脏病要发作或感到心慌。

0 1 2 3　有时觉得自己快疯了。

0 1 2 3　子宫颈检查显示情况异常或已被诊断为宫颈发育不良。

0 1 2 3　皮肤有整体的水肿，甚至背部看起来也水肿。

0 1 2 3　手脚总是冷的。

0 1 2 3　因为冷热特别烦恼。

0 1 2 3 几乎没有体毛了。

0 1 2 3 有痔疮。

0 1 2 3 基础体温长期偏低。

0 1 2 3 身体常出现淤青。

0 1 2 3 经常发生尿路感染。

0 1 2 3 脉搏微弱、无力。

0 1 2 3 脸和眼睑水肿。

0 1 2 3 皮肤非常干燥，尤其是脚部皮肤。

0 1 2 3 视力时好时坏，有时模糊，甚至会感觉看到的东西在摇晃。

0 1 2 3 有时会出现一只或两只耳朵听不清楚。

0 1 2 3 皮肤发黄和苍白或眼白发黄。

0 1 2 3 经常气喘吁吁，不用力时也喘气不匀。

0 1 2 3 上臂和大腿前部的皮肤似乎越来越厚。

0 1 2 3 尿液很少，而且通常颜色很深。

0 1 2 3 月经周期不规律。

0 1 2 3 有阅读障碍。

0 1 2 3 左利手。

0 1 2 3 存在二尖瓣脱垂的问题。

0 1 2 3 有溃疡性结肠炎。

0 1 2 3 有肌腱炎。

0 1 2 3 经常没有食欲，经常对食物不感兴趣。

0 1 2 3 常被小东西噎住或有噎住的感觉。

0 1 2 3 已经面无表情了，仿佛脸上戴着面具一样。

0 1 2 3　伤口很难愈合。

0 1 2 3　经常出现鼻塞的情况。

0 1 2 3　经常做噩梦或做奇怪的梦。

0 1 2 3　在 10 岁之前或 15 岁之后才来月经。

0 1 2 3　甲床苍白。

0 1 2 3　得过肺炎。

0 1 2 3　经常打哈欠。

0 1 2 3　有静脉曲张。

0 1 2 3　被诊断为肩周炎。

第二部分总分：_____

第一部分得分 ×2：_____

总分：_____

## 解　释

如果总分为 10～15 分，说明可能出现甲状腺功能减退症的迹象了；如果总分为 16～21 分，说明甲状腺功能不足的情况会越来越严重；如果分数超过 22 分，很可能正在经历显著的甲状腺功能缺陷（同时可能有肾上腺问题）。根据结果，应该做一个完整的身体检查，包括甲状腺检查和实验室检测，以了解血液中游离 $T_3$、游离 $T_4$、促甲状腺激素和反三碘甲状腺原氨酸（reverse triiodothyronine，$rT_3$）的水平。如果医生认为有必要的话，还应该做甲状腺抗体测试（关于这些测试的更多内容见第 6 章）。由于甲状腺受其他内分泌腺的影响，检测促卵泡激素、雌激素、孕酮、睾酮、脱氢表雄酮（dehydroepiandrosterone，DHEA）和皮质醇的水平也很重要。

## 练习：甲状腺功能亢进症症状评估

这项检查将有助于确定是否存在甲状腺过度活跃。阅读下面的内容，决定每个体征或症状的严重程度或发生频率，然后圈出最准确反映该项的数字。

0= 没有或从未出现　　　　　　1= 轻微或偶尔

2= 中等或经常　　　　　　　　3= 严重或总是

在底部把圈出的分数加起来，得到最后的分数。

0 1 2 3　排便次数比以前多。

0 1 2 3　手无缘无故地颤抖。

0 1 2 3　皮肤异常温暖、湿润。

0 1 2 3　尽管没有减少饮食，但体重在不断下降。

0 1 2 3　眼睛好像一直在盯着东西看，甚至很突出。

0 1 2 3　眼睛无缘无故地发红、发炎。

0 1 2 3　明显变得更加容易紧张、激动。

0 1 2 3　小腿上的皮肤好像变厚了。

0 1 2 3　失眠。

0 1 2 3　经常感到热。

0 1 2 3　感到紧张、兴奋，但很多时候都很累。

0 1 2 3　呼吸比平时快，有时出现呼吸困难。

0 1 2 3　无缘无故变得非常易怒。

0 1 2 3　有时肌肉感到很虚弱。

总分：＿＿＿＿＿＿

## 解　释

如果总分为 8～12 分，开始出现甲状腺功能亢进症的症状；如果总分为 13～18 分，说明情况变得严重了；如果分数超过 18 分，说明很可能患上了严重的甲状腺功能亢进症。根据结果，应该做一个完整的身体检查，包括甲状腺检查和实验室检测，以了解血液中游离 $T_3$、游离 $T_4$、促甲状腺激素以及甲状腺抗体的水平（有关这些检查的更多信息，请参阅第 6 章；有关甲状腺功能亢进症的详细信息，请参阅第 11 章）。

# 在家可以做的测试

如果任何一种症状评估表明可能患有甲状腺功能障碍，下一步就是去医院求助，接受各种激素水平的实验室检测。同时，这里有一些简单又便宜的测试，可以先在家里做。虽然这些测试结果起不到决定性的作用，但它们会提供有用信息，建议就医时将这些信息带给医生看。许多甲状腺医生要求患者从基础体温测量开始，以此作为代谢率的指标。如果这个测量结果显示长期基础体温低，通常会安排一个甲状腺激素的试验性疗程进行治疗。

## 基础体温测试

基础体温可以用来衡量甲状腺调节体温的能力。健康的时候体温非常稳定，保持在 36～37 ℃，一般波动不超过 1 ℃。体温过低，是甲状腺功能减退症或代谢率低的危险信号。体温过高可能提示甲状腺功能亢进症。

大多数医生建议连续 10 天做这个简单的检查。如果还有月经，从经期的第一天开始；如果已经绝经，可以随时做。

体温的测量方法有腋测法、口测法和肛测法。腋测法的正常值是 36～37℃，口测法 36.3～37.2℃，肛测法是 36.5～37.7℃。如果读数低于正常范围，患甲状腺功能减退症的可能性增加。如果高于这个范围，可能存在甲状腺功能亢进症或低级别感染的情况。

## 甲状腺功能减退症的碘缺乏试验

碘是甲状腺产生甲状腺激素必不可少的"原料"。如果饮食中没有足够的碘，$T_4$ 到 $T_3$ 的转化就会降低，最终会导致甲状腺功能减退症。这有助于解释为什么许多人对甲状腺补充剂反应不好。试试这个测试，看看是否因为缺碘导致了甲状腺问题。

1. 在药店买 2% 的碘酊（tincture of iodine）。

2. 用涂抹器或棉签，在腹部或大腿上涂抹一块约人民币 1 元硬币大小的碘酊。

3. 在接下来的 24 小时里，定期观察这个部位。如果在 24 小时内消失，说明存在碘缺乏，消失得越快，碘缺乏程度越严重。

如果吃盐很少，或者食用非碘盐，可能会缺碘。如果是的话，要食用碘盐或服用碘补充剂。

## 甲状腺功能减退性黏液水肿夹捏试验

一个简单的夹捏测试可以表明是否存在黏液水肿，黏液水肿是一个甲状腺功能减退症的常见症状。因为代谢活动低，导致废物堆积在组织中，进而出现肿胀。黏液水肿最常见于面部（眼睛上方和下方以及下颌）、上臂和腿部前部等部位。

只需用拇指和示指（食指）捏住上臂内侧（朝向身体）的一层皮肤，如果感觉很厚，很难捏起少量皮肤，可能有一定程度的黏液水肿。

### 吞咽试验

吞咽试验用来检测是否存在甲状腺肿大（甲状腺肿）或甲状腺结节。这些情况可能是由甲状腺功能减退症或甲状腺功能亢进症引起的。这种简单的自我检查只需要一面镜子和一杯水。

对着镜子看一下颈前（喉结和锁骨之间），然后把头向后仰，吞一口水，吞咽的时候注意甲状腺周围有没有任何鼓包或凸起。重复几次，直到确定是否看到凸起为止。如果有凸起，可能有甲状腺问题。

## 接下来是什么

现在，已经完成了症状评估，并尝试了简单的家庭测试，应该对甲状腺功能的状态有更多了解了。如果反应表明甲状腺功能有潜在的问题，应尽快去医院检查甲状腺和检测甲状腺激素水平。有了结果，就可以研究解决方案了（正如将在第 6 章中涉及的，与甲状腺和内分泌健康方面经验丰富的医生合作很重要）。

从本章症状评估中获得的信息，是医生准确诊断和治疗甲状腺疾病的有价值工具（正如将在第 6 章中提到的，即使甲状腺激素水平在"正常"范围内，也可能有甲状腺功能障碍），带上症状评估报告去医院。这可以让医生对表现出的症状有一个全面的概览。

预约挂号后可能需要等待一段时间，在这段时间，请继续阅读本书。如果评估显示可能是甲状腺功能减退症，请翻到下一章，了解更多关于症状的解读。如果可能有甲状腺功能亢进症，请翻到第 11 章。不管是哪种情况，继续观察表现出来的症状，以便为医生提供详细、准确的信息。

## 本章要点

- 甲状腺功能障碍会影响相关器官和腺体，因此表现为各种不适症状，这些症状是判断甲状腺功能的重要指标。

- 为了真正了解甲状腺健康状况，清点和评估症状很重要。甲状腺检测是有价值的，但只有把检测和对症状的综合分析相结合，才有可能对甲状腺状态有相对完整的了解。

- 在去医院之前，可以做几个简单的家庭测试来进一步评估甲状腺功能。这些检查包括基础体温测试、碘缺乏试验、黏液水肿夹捏试验和吞咽试验。

第 4 章

# 甲状腺功能减退症的症状

———————

多数基本身体功能都受到甲状腺的影响。由甲状腺激素驱动的新陈代谢率决定了身体运行是平稳、优化，还是缓慢、低效。血压、呼吸、消化、神经功能等都受到甲状腺功能的影响，而且影响可能很深远。

当出现甲状腺功能问题时，身体会出现各种问题，这些问题多到令人吃惊。面对这些问题，人们很自然地以为它们是衰老不可避免的一部分，但实际上它们是甲状腺功能出了问题导致的，是可逆转的。读到这一章时，人们就会觉得难以置信：甲状腺竟会对全身产生如此强大的影响。事实是，当人们日渐衰老时，良好的甲状腺功能可以在维持良好的生活质量、远离疼痛和疾病方面发挥重要作用。基本身体功能、总体健康状况、外貌、能量水平、精神功能、情绪，甚至理智，都依赖于良好的甲状腺功能。影响外表的症状通常会在一开始就出现，而且会让人非常痛苦。

## 外表

随着年龄增长，人们希望利用一切可行方案让自己保持年轻、迷人、苗条。当保持良好的甲状腺功能是一种防止衰老的廉价、无创方法时，谁还需要整形手术呢？仔细观察一下甲状腺功能对身体的影响会发现，想要优雅地变老，一定要认真对待甲状腺。

## 头发

由于头发和皮肤生长得很快，如果身体出了问题，人们通常首先注意到头发和皮肤新陈代谢变慢。甲状腺功能减退症会导致头发干燥、变脆、无光泽，头发变得更直、更细、更稀疏，甚至可能提前出现白发。一个多世纪前，人们发现甲状腺功能出问题的另一个迹象是眉毛外侧有三分之一脱落，体毛和睫毛逐渐消失。

## 皮肤

甲状腺功能减缓对皮肤的影响很大。最初，皮肤变得粗糙、干燥、蜡黄、苍白，也可能会很痒（Owen & Lazarus，2003 年），后面可能会发展成痤疮、红斑、疖子、皮疹，甚至出现湿疹或银屑病。良好的甲状腺功能是血液循环正常的必备条件，因此甲状腺功能减退症会导致血液相关的问题。当这种情况发生时，血液被优先输送到大脑和重要器官，以保持基本的生命功能。皮肤是最大的器官，但在出现甲状腺功能减退症时，皮肤需要让位于对维持生存更重要的器官，血液提供的氧无法为它提供充分的滋养和补充。血液循环不良还会导致静脉曲张。

由于结缔组织中液体积聚，皮肤会出现水肿和肿胀，尤其是在面部、手臂和大腿前部。这种情况被称为黏液水肿，是新陈代谢减慢的结果。结缔组织遍布人体各处，因此这种肿胀不仅影响外观，当腺体、器官和细胞被胶状物质渗透时也会受到影响。实际上，这种肿胀还有一种可能，就是只影响内部组织和器官，没有外部迹象。

## 面部

出现甲状腺功能障碍时，面部，尤其是眼周围和下颌附近，经常水肿，这也是由黏液水肿引起的。由于新陈代谢减慢，导致肾功能下降，出现液体潴留，特别是在眼周围、手部和脚踝。这是一种不同类型的水肿，用手指按压即可以区别于黏液水肿；如果留下的压痕持续时间比正常时间长，就是肾功能下降导致的水肿。而不是黏液水肿。随着甲状腺功能减退症的发展，整个面部都会变得粗糙，甚至出现五官肿胀或增厚。

## 甲

指甲生长缓慢、柔软、有棱纹、易碎并伴有甲床苍白是甲状腺功能低的表现，甲床底部呈新月形白色区域变浅或完全消失也要考虑甲状腺功能减退症。这可能是血液循环减少或蛋白质合成不足造成的，是甲状腺功能减退症导致的新陈代谢普遍减慢的另一个影响（Jabbour，2003 年）。趾甲内生和真菌感染变得频繁，也是甲状腺功能减退症常见的表现。

## 口腔

过多的牙垢堆积和龋齿可能是由甲状腺功能问题引起的（Noren & Alm，1983 年）。过多牙垢会导致牙龈红肿和牙龈萎缩，雌激素水平低可能使情况更糟。需要注意，牙龈萎缩并不是甲状腺功能减退症的可靠标志，甲状腺功能减退症引起的牙龈疾病也会导致牙龈肿胀和过度发育，甚至表现为延伸包覆到牙齿上，而不是表现为萎缩。

在长期的甲状腺功能减退症中，患者可能表现为嘴巴显得很大，嘴唇水肿、粗糙。患者口腔内的颜色通常很苍白，上颚可能比平时更隆起（Barker、Hoskins & Mosenthal，1922 年）。颞下颌关节紊乱综合征是甲状腺功能减退症的常见症状，因为甲状腺功能减退症会导致肌肉和韧带问题。此外，长期肌肉紧张引起的水肿和牙关紧咬都会影响下颌，引起颞下颌关节紊乱综合征，出现疼痛和肌肉痉挛。

## 体重

甲状腺功能减退症导致身体不能有效地代谢食物，摄入的热量就会变成脂肪储存在体内。这种体重增加是隐性的，无论是节食还是运动，都不能有效改善。当体重增长完全是由甲状腺功能问题而不是其他内分泌缺陷引起的时候，脂肪往往会对称地分布在身体各处（Barker、Hoskins & Mosenthal，1922 年）。当垂体功能问题是甲状腺功能问题的根源时，体重增加一般只限于从腹部到膝盖以上的区域。甲状腺功能减退症患者的皮肤变得松弛，整体的肌肉组织也受到影响。超重不仅仅是外表的问题，它同时增加了患多种疾病和出现健康状况的风险。

## 下肢

是否出现过下肢膝关节无力，或者近年来是否出现膝内翻（O 形腿）等症状？甲状腺功能问题会影响韧带，使得韧带趋于松弛，可能导致膝关节无力、膝内翻、关节过度灵活、易扭伤倾向，甚至脊柱侧弯等。在甲状腺功能减退症的早期，膝关节常出现乏力：感觉膝部不听使唤，在慢跑或快走的时候，膝盖感觉要垮掉一样。

韧带受影响的第一个迹象可能是足弓扁平化。当足弓变平时，脚会向内侧翻转，可能导致大脚趾被磨出茧，造成脚部酸痛。韧带松弛的另一个迹象是手掌疼痛（Jacobs-Kosmin & DeHoratius，2005 年）。

## 嗓音

虽然无法直观看到，但是嗓音是一个判断年龄和健康的明显指标。由于喉咙肿胀，很多女性甲状腺功能减退症患者的声音听起来比患病前虚弱和疲惫。声音往往会变得更低沉、更柔，也变得沙哑或有鼻音，说话变得吃力而缓慢。随着病情的发展，清晰吐字变得困难，说话结结巴巴、含混不清（Madariaga 等，2002 年）。这些困难可能源于嘴唇和舌头出现肿胀。

与超重一样，嗓音变化带来的影响不仅仅是给别人留下的表面印象，引起嗓音变化的喉咙肿胀会导致吞咽困难，经常被小食物噎住。如果是悬雍垂（喉咙后部的小突起）和扁桃体肿胀，可能会出现打鼾和呼吸困难。

## 耳朵

甲状腺功能减退症不仅因免疫功能降低导致慢性耳部感染，还可能表现为听力受损和生理性耳部位置异常。如果甲状腺功能减退症长期存在，会导致耳朵变得肿胀或厚实，看起来像在头部更偏下的位置。整体听力减退，常出现过多耳垢（Brucker-Davis 等，1996 年）。甲状腺功能低下也可能引起耳鸣，导致听到奇怪的噪声，如滴答声、嗡嗡声、铃声或流水声等。

## 体态

当出现甲状腺功能障碍时，保持直立的能力会下降。体态是衰老的标志之一 —— 弯腰驼背的体态是老年女性外观的重要组成部分。体态不良可能是由甲状腺功能减退症常见症状中的疲劳引起的，也可能是由骨骼问题和骨质疏松引起的。肌肉松弛和便秘引起的胃部肿胀造成腹部突出时，会加剧这种不良的体态。

## 肌肉组织

没有什么比松弛、萎缩的肌肉更能体现衰老了。肌肉与代谢过程紧密相关，代谢减慢时，肌肉会逐渐失去张力和轮廓。而体重增加的出现，使肌肉线条更加模糊，同样地，对肌肉组织的影响又一次超越了外表的范畴。这样一来，正常的活动变得困难，因为肌肉很容易疲劳，常感到沉重，活动能力因步履蹒跚或肌肉抽筋增加而受损（Argov 等，1988 年）。

# 唐娜的故事

唐娜 42 岁的时候第一次意识到自己正在输给衰老。在这之前，她一直都很好，虽然体重增加了，但她并没有太过担心。她记得母亲总是告诉她：女人每隔 10 年就应该增重几千克，这样才能让皮肤保持丰满紧致。她一直认为自己的体重增长在这个范围内，因为她从 20 多岁有了第一个孩子后，直到 40 岁，只增加了 7 千克。

不幸的是，最近她的体重又增加了 4.5 千克，看起来不再圆润紧致，而是臃肿。而且，不管她吃什么，体重都不断增长，甚至尝试了 "3 天断食"，都无济于事。接着，她的脚出现了问题：它们经常疼痛，大脚趾的外侧边缘出现了老茧，很疼。她去找骨科医生寻求帮助，但医生告诉她，这是衰老过程中不可避免的，唯一的解决办法是给她配上矫形器。医生给她配了矫形器，果然，她穿矫形器不久后，老茧就消失了，脚也不疼了。遗憾的是，她的大部分时尚的鞋都穿不了了。考虑到身体不适，她别无选择。

与此同时，她的膝盖变得非常虚弱，爬楼梯或快步走时，膝盖发软。也出现了越来越严重的驼背，让她觉得自己像个老太太。唐娜又去了医院，再次向骨科医生求助。医生给她的膝盖做了影像检查，说她的右膝盖存在软骨损伤，应该考虑安装腿部支架。她 20 年前曾发生过一次滑雪事故，这可能是造成损伤的原因，但这从来没有给她带来过任何问题，她无法想象，这就是导致她膝盖无力的原因。一想到要在足部矫形器的基础上再装上一个支架，唐娜就觉得难受，所以她决定忍受这种膝盖无力的感觉，走得快的时候小心一点。

最终让她认为可能发生了严重事情的是，她的头发开始大把大把地脱落。她实在受不了了，几乎不忍心看镜子里的自己。在经历了体重增加、弯腰驼背、头发稀疏和那些可怕的矫形器之后，是该做点什么了，于是她再次向医生求助。

唐娜对她这次预约很高兴：她曾悲观地担心这些情况都是她的臆想，仅仅是因为她意志薄弱、缺乏锻炼，或者什么方面出了岔子。医生说她有许多甲状腺功能障碍的"迹象"，一些简单的检查就能弄清情况，这让她很吃惊。

当她看检查结果时，医生告诉她，所有检查都表明她的甲状腺功能有问题，补充甲状腺激素应该会给她带来正向变化。唐娜开始接受甲状腺激素治疗，几乎马上就感觉身体好多了：膝盖不再发软，体重缓慢下降。大约3个月后，她意识到穿普通鞋脚也不疼了，她可以抛开矫形器了。几乎同时，她还注意到，她的头发恢复了以前的浓密和光泽。

## 思想和情感

不仅是身体外观受到甲状腺激素水平低的负面影响，人们的思想遭受同样多令人沮丧的负面影响。这些影响可能很微妙，甚至很难识别，比如轻微的抑郁，只是表现为疲劳或对过去喜欢的活动缺乏兴趣。但甲状腺功能减退症对心理和情感的影响可能是极端的。严重情况下，患者可能会产生幻觉和妄想。事实上，在20世纪初期，医学博士尼尔森·W.詹尼（Nelson W. Janney）描述了"一种发生在围绝经期女性身上的甲状腺功能减退症导致的精神错乱"。症状是精神错乱、记忆力丧失和被害妄想（Janney，1922 年）。有多少人属于这一类？

## 心理健康

甲状腺功能问题会严重影响情绪稳定。大脑中的 $T_3$ 受体比身体任何其他地方都多，如果这些受体得不到足够的 $T_3$ 刺激，会严重影响情绪稳定。这可以在很多方面表现出来，最常见的是抑郁症 —— 正在成为可怕的常见病。研究表明，美国大约有 2000 万人患有抑郁症。这相当于 10 个成年人中就有 1 个患者（National Institute of Mental Health，2008 年），而女性受影响的可能性是男性的 2 倍（Substance Abuse and Mental Health Services Administration，2005 年）。

虽然抗抑郁药可以提供短期解决方案，但并不能解决根本问题，也会让大多数女性患者感受到冷漠。虽然她们不再像服用抗抑郁药之前那样感到无法控制的愤怒和悲伤，但她们的感情也不像生病以前那样强烈，甚至无法从生活中体会到太多乐趣。更令人担心的是，最常见的抗抑郁药之一氟西汀（百忧解）含氟。众所周知，氟会抑制甲状腺功能，因此如果抑郁症是由甲状腺功能障碍引起的，含氟抗抑郁药可能导致病情进一步恶化。

甲状腺激素水平下降，人就会变得非常烦躁和焦虑，甚至对别人充满敌意和愤怒，与伴侣、朋友和家人的想法相反，而且这是无法控制的。尽管人们极力控制自己的脾气，不让过激行为发生，但过度紧张的神经系统很容易被触发，往往会因为一些看似微不足道的事情大发雷霆。

如果烦躁和焦虑是由甲状腺激素水平低引起的，唯一的治疗方法是恢复甲状腺功能。通过适当的甲状腺激素治疗，愤怒、敌意、焦虑都会很快消失。

社交孤立也是甲状腺功能减退症的常见症状。患有甲状腺功能减退症的女性可能感觉到朋友不再喜欢自己，或者觉得朋友对自己很挑剔，甚至想退出人际交往。她们可能会发现一个又一个朋友离自己而去，以前喜欢的社交活动也放弃了。甲状腺激素水平低还可能会引起许多其他精神疾病，其中有些非常严重，包括双相障碍、精神分裂症、痴呆，甚至偏执性精神病（Greenspan & Gardner，2000 年）。

## 记忆力和认知能力

甲状腺激素的最佳水平是大脑处理信息和正常工作所必需的。女性大脑和男性大脑之间有基本的生理学差异，甲状腺功能不正常时，女性更容易受到认知障碍的困扰。女性的脑细胞比男性少，但比男性的脑细胞与大脑的其他部分有更多的联系（Rabinowicz 等，1999 年）。这使女性能够同时使用更多大脑区域，从而提升大脑功能。这种对更大网络需求的增加，需要更多能量和更大的供血量。最优的供血量需要有甲状腺激素和雌激素参与，所以甲状腺激素水平低会导致大脑功能下降（Owen & Lazarus，2003 年）。这就是为什么甲状腺功能减退症患者会丧失集中精力的能力。这种情况被称为"脑雾"。脑雾会导致记忆丧失和演绎推理能力下降。平时很容易搞清楚的事情，这时候处理起来可能会变得混乱而复杂。

# 基本身体功能

多数基本身体功能都受到甲状腺的影响。由甲状腺激素驱动的新陈代谢率决定了身体运行是平稳、优化，还是缓慢、低效。血压、呼吸、消化、神经功能等都受到甲状腺功能的影响，而且影响可能很深远。

## 血压

血压异常（最常见的是低血压，但有时也会出现高血压）是甲状腺功能减退症的常见症状。当甲状腺激素水平下降时，通常会出现低血压。持续的甲状腺功能障碍导致肾功能不足，最终刺激身体血压升高，试图迫使更多血液通过肾脏来增加过滤率。这个过程是渐进式的，会导致血压不断升高。同时，胆固醇增加（也是由甲状腺功能减退症引起的）会使动脉变窄，需要心脏更努力地泵送血液。甲状腺功能减退症与舒张压的升高有关。一个常见的现象是，收缩压和舒张压的压差变小，收缩压读数越来越低，舒张压读数越来越高（Kahaly & Dillmann，2005 年）。

一般来说，甲状腺功能减退症患者红细胞数量会减少，使全身的氧含量减少，二氧化碳含量增加。甲状腺功能减退症还可能导致贫血。白细胞计数低也是常见的，这会损害身体的整体免疫功能和抵抗感染的能力。红细胞和白细胞计数异常，可以在血液检查结果中体现出来。

## 体温

不耐冷热是甲状腺功能问题的常态。天气温暖的时候患者感觉还好，但是天气热的时候，就会感觉很不舒服。体温直接反映了代谢率，所以如果体温低（用基础体温计测量），通常代谢率也会降低。不轻易出汗也是甲状腺功能减退症的一个常见症状，因为如果没有良好的甲状腺功能，身体无法有效调节体温（Silva，1995 年）。

## 体液潴留

甲状腺功能减退症会导致体液潴留。有两种类型的体液潴留困扰着患甲状腺功能减退症的女性。第一种是由黏液水肿引起的，长期积累的废物在组织的化学基质中被保留。这种情况，使用利尿剂影响不大。摆脱这种病症的唯一方法是提高甲状腺激素水平，使积存在体内的液体得以释放。往往需要一段时间的甲状腺激素治疗才能解决这个问题。

第二种情况是，由于甲状腺功能减退症导致肾功能受影响，进而出现血液过滤和体液平衡不足。这个过程造成的直观身体影响是手部、脚踝和脸部，尤其是眼周围的水肿。这类水肿，当用手指按压受影响区域时会留下凹陷，利尿剂作用明显。

## 消化和排泄

便秘在甲状腺功能减退症中极为常见，因为食物的消化和废物的排泄都随着身体代谢一起减慢，这是腹壁和肠道肌肉活动不足的结果。在漫长的消化过程中，神经和肌肉至关重要，食物在这个过程中必须经过近 30 英尺（1 英尺 ≈ 0.3 米）长的肠道。当神经和肌肉的功能因甲状腺功能障碍而减弱时，消化动力也会减弱。从进食到排便的正常时间因人而异，但通常为 12～36 小时。如果患有甲状腺功能减退症，这个过程需要的时间要长得多，在某些情况下可达一个星期。这导致排便疼痛和痔疮，以及毒素在体内堆积。食物通过消化道的时间延长，导致废物发酵，产生大量气体，使人出现腹胀。

此外，消化酶和胃酸分泌减少，影响身体正常消化和利用营养物质的能力。当然，液体废物的排泄同样受影响。甲状腺功能减退症对膀胱影响很大，会导致尿液分泌减少，还会使膀胱内壁容易受刺激，导致尿频、尿痛、膀胱感染等。

## 心脏健康

心脏病是美国女性的常见死因。随着年龄增长，对心脏健康的最大威胁是动脉粥样硬化（American Heart Association，2008 年）。这种情况是由于低密度脂蛋白胆固醇（坏胆固醇）沿动脉壁沉积，导致动脉变窄，并悄无声息地发展起来的。低密度脂蛋白胆固醇水平高并不是单纯的饮食造成的，因为大量胆固醇在体内合成，而不是摄入的。因为甲状腺功能障碍会影响身体正常处理脂肪的能力，这不利于身体对低密度脂蛋白胆固醇过多进行合理处理。甲状腺功能减退症常见症状之一是肝功能低下，这导致体内多余胆固醇代谢和排泄速度减慢，从而加重这种情况。

当没有足够的甲状腺激素刺激时，心肌本身变弱，心脏就得更加努力地工作。实际上，如果对心脏进行 X 线检查，可以看到心脏体积增大。心脏的这种衰弱会导致心悸、心绞痛、呼吸困难和体液潴留等，并最终出现充血性心力衰竭（Kahaly & Dillmann，2005 年）。甲状腺功能减退症患者的脉搏频率通常较慢，这造成了血液循环缓慢。

## 呼吸

得了甲状腺功能减退症，患者呼吸变浅、变慢，深呼吸变得越来越难，哮喘变得很常见。许多甲状腺功能减退症患者有"渴望空气"的感觉，甚至常感觉无法获得足够空气。出现这种情况的原因之一是与呼吸有关的肌肉失去了张力；另一个原因是神经系统出了问题，导致对这些肌肉发出的信号不足。

## 神经系统功能

神经周围的组织和血管帮助保持神经健康。这些组织和血管会因血液循环减慢导致供氧不足而受到损伤，从而导致一些不适，包括麻木、灼热、刺痛，以及感觉有虫子在皮肤上爬。腕管综合征和下肢不宁综合征（restless legs syndrome，RLS）是两种常见的很少被认为是甲状腺功能减退症的神经系统问题。腕管综合征与甲状腺功能问题相关，因为肿胀会压迫腕部正中神经。事实上，一项新的研究表明，这种情况并不像一般人认为的那样，单纯是由重复性运动（如使用电脑键盘等）引起的

（Atroshi 等，2007 年）。关于下肢不宁综合征的研究表明，甲状腺疾病和下肢不宁综合征之间可能存在联系，但目前还没有确凿的证据。据估计，大约 25% 的下肢不宁综合征病例是由贫血引起的，因此甲状腺功能减退症引起的贫血可能是这些病例的根源。此外，研究表明，当甲状腺疾病患者出现类似下肢不宁综合征的症状时，可能会在甲状腺激素治疗后得到改善或解决（Tan 等，2005 年）。

## 肝功能

肝功能不足在甲状腺功能减退症中很常见。比较严重时实验室测试会发现肝酶（liver enzyme）升高，但通常检测不到，这可能会对健康造成严重威胁，因为肝脏负责执行巨量的任务，影响身体的很多系统。甲状腺激素作为新陈代谢的"兴奋剂"，能增加肝脏的耗氧量。没有适当的刺激，肝脏会变得"迟钝"无法正常过滤血液中的有害物质，分解脂肪，储存维生素和矿物质，产生尿素，制造合成蛋白质所需的氨基酸，以及维持葡萄糖在血液中的适当水平。肝还生产胆固醇，胆固醇是许多关键功能（如制造激素）必不可少的。肝还负责代谢和排泄胆固醇，使体内胆固醇水平处于正常水平（Bayraktar & van Thiel，1997 年）。由于肝脏负责保证稳定的血糖水平，因此肝功能低下会导致低血糖症（hypoglycemia）。低血糖症会导致头痛、发抖、焦虑、虚弱和疲劳。

## 行动能力

运动能力下降是甲状腺功能减退症的正常现象，这是由黏液水肿引起的，这种情况下，含废物的液体积聚在肌肉、韧带和其他组织中。受这些影响，整个身体变得肿胀、僵硬和虚弱，从而影响行动能力，有时还影响协调、平衡能力。任由这种情况发展下去会影响行走能力，引发平衡问题，包括绊脚和摔倒。此外，头晕和眩晕也是甲状腺功能异常的症状，会加剧平衡和活动能力的问题。

## 睡眠

失眠和睡眠呼吸暂停在甲状腺功能减退症中很常见。由黏液水肿引起的鼻黏膜增厚和肿胀使打鼾、鼻塞和用口呼吸变得非常普遍，加上鼻窦感染和其他呼吸道感染，这些都会干扰睡眠。甲状腺功能异常通常导致很难入睡，而雌激素水平低则会导致睡眠容易被干扰，一晚上醒来多次。

## 视力

视力会受到甲状腺功能减退症的影响。与甲状腺功能障碍相关的问题包括视觉障碍、视力模糊、夜盲症、青光眼、白内障（Gawaii 等，2003 年）。造成视力问题的原因很多，最值得注意的是，甲状腺功能不足的情况下，身体无法将胡萝卜素转化为维生素 A。

# 凯莉的故事

凯莉 48 岁的时候，在一次例行体检中被自己的身体状况敲了警钟。她参加年度体检，以为一切都会正常，就像两年前的体检结果一样。她觉得自己的身体还不错，除了比以前更累、睡不好觉之外，没有任何明显的健康问题。有时她会在床上躺上三四个小时才睡着，第二天的大部分时间都感到昏昏沉沉、晕头转向的。

凯莉当年早些时候被诊断为腕管综合征，为了控制疼痛和麻木，她不得不在晚上戴上夹板。她的月经量变得很多，在量最多的一天，甚至会因为量过多都不能离开家很长时间。然而，她认为这只是暂时的，到了围绝经期就会解决，并不值得担心。

不幸的是，当医生皱着眉头走进检查室的时候，凯莉就知道出了问题。医生告诉她，过去两次体检，她的血压在升高，现在血压已经相当高了，建议她服用降压药。医生给她做了检查，告诉她似乎没有什么其他问题，等她的化验结果出来后会给她打电话。凯莉拿着降压药的处方单去了药房，但担心血液检查会发现其他问题。

当医生给她打电话告诉她其他的检查结果时，消息并不好。她的低密度脂蛋白胆固醇（坏胆固醇）很高，高密度脂蛋白胆固醇（好胆固醇）很低，甘油三酯也升高了。医生还说，她的促甲状腺激素水平非常高，说明她需要服用甲状腺药物。她不知道她的甲状腺是怎么回事儿，但这让她很担心。

医生告诉凯莉，希望她开始服用甲状腺激素以及他汀类药物，用来降低她的低密度脂蛋白胆固醇水平。但她真的不想再服用任何其他的药物，因为她刚开始服用降压药，有些不良反应。医生同意她可以推迟几个月开始服用他汀类药物，但坚持要她马上服用甲状腺药物。

凯莉开始服用甲状腺激素，奇怪的事情开始发生了：她注意到的第一件事是，她的睡眠变好了。当她注意到其他微妙的变化才把这与服用甲状腺药物联系起来：一年多来，她的月经第一次明显量少了，而且没了血涌和血块。她的腕管综合征症状也好了很多，疼痛和麻木感明显得到缓解，而且她觉得自己比之前变得开朗和乐观多了。她开始考虑找一份兼职工作，因为她的两个孩子都上高中了。她意识到，这些变化与服用甲状腺激素的时间不谋而合。

最令人震惊的是，6个月后，她又去找医生复查血压和胆固醇：胆固醇水平显著降低，现在处于正常范围。当凯莉和医生讨论这是怎么发生的时候，医生提到，他读过几篇研究报告，报告中表明高胆固醇往往与甲状腺功能问题有关，但他承认之前从未尝试过用甲状腺激素来解决胆固醇问题（尽管他现在会这样做）。她问医生是否可以逐渐减少服用降压药物，因为她不再有胆固醇问题，也许他们不必过分担心心脏病了。他说这是有道理的，并同意她试一试，看看会发生什么。

## 整体健康

当甲状腺功能问题严重时，患者不可能拥有健康或快乐。或许日常活动还能应付，但生活乐趣必将消失了，使人一天天在劳累和怨恨中度过。过去带来快乐的事情（比如，和朋友一起购物或看电影等简单的事情），或更复杂的事情（比如，完成一个大的工作项目或一个大型的家庭装修项目），都使人感到越来越精疲力竭。通常情况下，真正想做的事情就是什么都不做。

## 能量

因甲状腺功能减退症发生的代谢降低会导致能量水平低，这并不奇怪，只是常识。没有任何器官、组织、腺体或细胞能逃过代谢减慢带来的影响。补充甲状腺激素会使身体增加线粒体的产生，线粒体是我们每一个细胞中的小小能量发生器（Argov 等，1988 年）。线粒体不仅数量增加了，大小也发生了改变，从而产生更多的能量来支持整个身体的活动。

## 疼痛

广泛而多样的疼痛和僵硬，是甲状腺功能减退症的常见症状之一。它可能是由水肿和肌肉中酶活性降低导致肌肉纤维分离引起的（Simonides、van Hardeveld & Larsen，1992 年）。黏液水肿引起的废物堆积会导致一种胶状物质沉积在肌肉、韧带和关节中，致使受影响区域疼痛、僵硬和痉挛，最常见的部位是颈部、背部、脚和手。许多人在围绝经期出现背部问题，不幸的是，她们通常采用皮质类固醇类药物（如泼尼松）治疗，实际上可能只是甲状腺功能问题的症状。使用皮质类固醇这类强效抗炎药不仅会导致包括骨质疏松在内的严重的不良反应，还会抑制甲状腺功能，使问题越来越严重。

头痛是甲状腺功能减退症的一种常见症状，也被认为是由体液积聚引起的。另外，控制头部许多功能（如听觉、嗅觉、视觉和味觉）的神经也会受到影响，导致这些功能下降，还会出现各种疼痛，包括头痛和面部疼痛。

## 免疫功能

甲状腺功能减退症患者的新陈代谢减慢，细胞内堆积毒素，导致细胞损伤和死亡，进而影响免疫功能。另外，当甲状腺功能异常，免疫力也会下降。所以甲状腺功能减退症患者容易感染感冒或流感，而且很难痊愈，可能一病就是几周，而不是几天。能力不足的免疫系统根本无法像过去那样，对不同的感染迅速做出反应，也无法像以前那样击退它们。

尿路感染是甲状腺功能障碍的女性最常见感染之一。免疫功能低下时，尿路感染可能导致肾脏感染和膀胱炎。膀胱的健康依赖于甲状腺激素和雌激素的正常分泌。当失去这些关键激素或这些激素减少时，女性不仅会受到更多的感染，还会遇到尿频、膀胱易激等问题。难怪大多数 50 岁以上（甚至 40 岁以上）的女性会开玩笑说，在和女性朋友一起购物时，最好不要错过上厕所的机会，因为永远不知道什么时候就有需求。

甲状腺功能减退症中常见的其他感染包括慢性鼻窦感染、胃肠道感染（如结肠炎）和肌肉骨骼组织感染（如滑囊炎和肌腱炎，也可能因为过度使用、压力和直接创伤引起）。免疫功能下降的其他变化是伤口愈合缓慢，以及容易感染接触的各种疾病。

自身免疫性疾病与甲状腺功能异常密切相关。狼疮、类风湿性关节炎、硬皮病（scleroderma）和多发性肌炎（polymyositis）等疾病的特征是结缔组织问题。由于黏液水肿引起的组织中液体的积聚会产生与这些疾病非常相似的疼痛和僵硬，所以如果患有这些疾病之一，应该对甲状腺功能进行评估。甲状腺功能问题可能对这些疾病的病情有重大影响。

癌症是一种复杂而可怕的疾病。如果不进行大量的临床研究就说甲状腺功能好可以预防癌症，是不负责任的。然而，我们知道，优化免疫功能是甲状腺的职责之一，所以预防癌症的一个谨慎方法是优化甲状腺功能，并将良好的饮食和生活习惯融入生活。

## 女性的一面

像甲状腺功能减退症这样的激素状况对女性的影响比男性大得多，而且女性独有的特征尤其受到影响。可以看到，从月经周期到乳房发育，再到性欲和生育能力，全面受影响，并发生变化。甲状腺功能异常可能导致性早熟、青春期提前或推迟，同时会伴随月经周期和乳房发育异常。其他影响包括月经过多或经期过长、经期更频繁、背部和腿部疼痛、恶心、肠紊乱（bowel disturbance）和头痛，等等。

## 月经周期

甲状腺功能异常会对月经周期产生负面影响，并导致负责排卵的激素水平发生变化。这会导致月经周期不排卵、不孕和围绝经期有严重月经出血（Greenspan & Gardner，2000 年），也会导致严重的痛经和月经周期紊乱。如果还记得甲状腺和卵巢之间的关系，就会理解甲状腺功能减退症是如何破坏卵巢功能，导致雌激素和孕酮分泌过低，最终导致排卵期和月经紊乱的。

贫血在甲状腺功能减退症中很常见，可能是由月经过多导致缺铁引起，也可能是由于红细胞水平低，使血红蛋白（红细胞中携带氧气的蛋白质）的合成受阻导致的，或者维生素 $B_{12}$、叶酸水平低导致的。但是，所有这些都可能是由甲状腺功能障碍引起的。尽管低水平的甲状腺激素通常会导致月经初潮提前，但在一些情况下也会延迟月经初潮。如果在 10 岁之前或 15 岁之后才来月经，这可能跟甲状腺功能问题有关。

## 不孕症和流产

不孕和流产的原因多种多样，可能是由甲状腺功能问题引起的。说明一点，不孕是可能由甲状腺功能减退症导致不排卵引发的。一般来说，补充甲状腺激素，流产的风险会降低（Marqusee、Hill & Mandel，1997 年），如果不孕症和甲状腺功能减退症有关，补充甲状腺激素有助于治疗不孕症。

## 妊娠和分娩

妊娠期间，甲状腺进入超负荷运转的状态，会为胎儿分泌更多的甲状腺激素，所以这段时间，很多甲状腺功能减退症的症状会得到缓解。怀孕期间，身体也会分泌大量的雌激素和孕酮，并督促甲状腺产生更多的甲状腺激素。母亲可能因胎儿得到额外的好处，因为怀孕会产生更高水平的甲状腺激素来弥补母亲的甲状腺激素不足。但要特别注意，甲状腺功能减退症对胎儿有严重的负面影响，甚至会影响其智力发育。

如果因为甲状腺功能减退症而导致孕期体重增长过多，对准妈妈来说可能会很辛苦。患有甲状腺功能减退症，生个超重宝宝也是很常见的。如果宝宝出生时体重超过 4 千克，妈妈患有糖尿病或甲状腺功能减退症的概率高于普通人群。无论是两种中的哪种情况，产后的日子都会很难熬，因为在此期间所有激素水平都有很大改变。任何经历过明显产后抑郁的女性都应该进行甲状腺功能检测。

## 性欲和性功能

性欲和性功能会受到甲状腺功能减退症的影响。甲状腺功能不健全的女性会缺乏性欲和满足感。由于甲状腺激素影响肌肉和神经活动以及血液循环，当甲状腺激素水平低时，生殖器官就不能正常工作，损害性功能和满足感。甲状腺激素治疗有一种神奇的能力 —— 扭转这种情况，让性生活恢复正常。

# 接下来是什么

现在已经完全了解了甲状腺功能减退症对身体的影响，可以去详细了解什么可能影响甲状腺功能，以及如何修复它。了解病因很重要，因为采取何种治疗方法，决定做什么检查，都因病因不同而不同。下一章将探讨基因、环境和其他可能是症状根源的潜在原因。

# 本章要点 ————————————————

- 甲状腺功能影响身体每一个细胞，对所有的系统和功能、生理、心理和情感都有深远影响。

- 由于毛发、皮肤、指甲、牙齿、体重、体态和肌肉组织都会受到新陈代谢减慢的负面影响，外貌也会因此受影响。

- 思维和情绪会经历同样的退化过程，出现脑雾、认知功能减退、记忆力问题、易怒、情绪波动等；也会出现更严重的问题，如抑郁、双相障碍、精神分裂症等。

- 身体基本功能会发生负面变化，影响血压、体温、体液平衡、消化、排泄、心脏和神经健康、呼吸、肝功能、行动能力及睡眠。

- 甲状腺功能减退症会降低能量水平，引起广泛的疼痛和僵硬，损害免疫功能，从而影响整体健康。

- 甲状腺功能问题、甲状腺和卵巢之间的相互作用会导致生殖功能出现各种问题，如月经问题、不孕、流产和性欲下降等。

第 5 章

# 甲状腺功能减退症的病因

妊娠相关甲状腺功能障碍的经典临床表现是，女性在妊娠期出现甲状腺功能亢进症的症状，产后出现甲状腺功能减退症，然后在一年内甲状腺功能恢复正常。这一连串变化会导致女性在以后的生活中更容易患上永久性甲状腺功能减退。1型糖尿病女性产后患甲状腺功能障碍的风险要比普通女性大得多，这些女性中约有25%会出现甲状腺问题（Alvarez-Marfany 等，1994 年）。

鉴于甲状腺功能神奇而复杂，很多因素出问题都会影响它就不足为奇了。重要的是，了解什么会导致甲状腺问题，以便找到最合适的检查和治疗方法。女性比男性更容易患甲状腺疾病，不用为此感到惊讶，因为导致甲状腺功能紊乱的许多原因都是由女性特有的身体部位和功能引起的，尤其是卵巢。

## 卵巢功能的变化

在围绝经期，卵巢分泌的激素减少，且不稳定，导致激素水平上下波动，一个周期过高，下一个周期又过低。这些激素水平波动会导致月经出现各种变化，月经周期变短或变长，出血量也可能变多或变少。即使月经周期正常，激素水平也可能受很大影响，出现所有传统的激素失衡的症状：体重增加、脑雾、疲劳、易怒、失眠、性欲减退等。

不幸的是，这些问题迟早会发生在女性身上。卵巢在三四十岁时分泌的激素开始减少，对整个身体新陈代谢，包括甲状腺产生缓慢影响。回想一下内分泌系统和所有它影响的部分是如何紧密交织在一起的，就明白这是有道理的了。任何腺体或其产生的激素发生变化，都会影响其他腺体。甲状腺有雌激素和孕酮的受体，依赖于这些激素在整个月经周期的周期性波动来发挥影响。二者中任何一种激素水平下降，甲状腺都得不到正常工作所需的刺激，导致甲状腺激素水平也发生变化。因为甲状腺负责给其他腺体和器官提供能量，甲状腺激素降低导致的卵巢功能的变化最终会在全身激起涟漪。

　　另一个与卵巢功能有关的问题发生在月经周期不排卵，实际上可能早在 20 多岁时就发生了。在不排卵的月经周期，身体在整个周期中最后只分泌雌激素，没有孕酮来平衡它。因为孕酮是在排卵时卵子释放后由卵囊制造，没有排卵就意味着没有孕酮。考虑到内分泌功能的各方面都是由复杂的反馈回路连接起来的，可以想象这将产生不良后果。当然，事实也确实如此。雌激素对甲状腺激素有相反或抑制作用，当孕酮在半个月经周期内都不能阻止雌激素的作用时，雌激素最终会抑制甲状腺功能。在月经周期的最后两周，只要排卵或补充孕酮，甲状腺功能就会恢复正常。这就是为什么围绝经期对一些女性来说很痛苦。不仅她们的性激素水平在剧烈变化，而且甲状腺激素也在同一个过山车上。

　　下页的图将形象解释雌激素和孕酮之间的关系有多重要。

　　检测和解决这个问题的简单方法是购买排卵试纸（可以在任何一个药店买到），用它来测试每个月经周期是否排卵。如果有前面提到的激素失衡的症状，测试排卵可能会找到病因。如果知道排卵失败，建议补充孕酮，以平衡激素水平，当然，这需要得到医生认可。甲状腺功能受抑制，并不是不规律排卵引起的唯一问题。雌激素与孕酮不平衡时，由雌激素引起的细胞增生会导致其他问题。由于这种增生在身体的各部位都

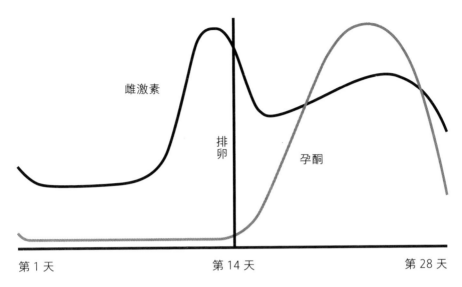

雌激素

排卵

孕酮

第 1 天　　　　　　　　第 14 天　　　　　　　第 28 天

资料来源：Kathryn Simpson, Dale Bredesen. *The Perimenopause and Menopause Workbook*. Oakland，CA: New Harbinger Publications，2006.

**月经周期中的雌激素和孕酮水平**

在发生，而不仅仅是子宫，可以预料到的情况包括月经过多、情绪波动、易怒、脑雾（是的，大脑也受到影响）、头痛、失眠、乳房肿胀、乳房肿块、乳房酸痛，以及更严重的健康问题（如子宫肌瘤、子宫内膜癌、子宫癌以及乳腺癌）（Ansquer 等，2005 年）。

# 妊娠

因为对多数女性来说，妊娠是特殊岁月，很难相信，其实妊娠是甲状腺功能障碍的一个主要危险因素。妊娠，对身体来说是一项壮举，会通过很多方式影响甲状腺。妊娠期间及产后，女性患甲状腺功能亢进症和甲状腺功能减退症的风险更高。妊娠期雌激素和孕酮等激素水平发生变化，引起甲状腺激素水平发生剧烈变化。此外，孕妇需要摄入比平时更多的碘来满足自身和胎儿的需求。如果这些需求得不到满足，就会导致甲状腺激素分泌不足，严重影响发育中的胎儿。

女性在妊娠期间更容易患一种被称为桥本甲状腺炎（Hashimoto thyroiditis）的病，这是一种慢性免疫性甲状腺炎症。在妊娠期间，免疫活动处于高水平，这种过度活动可能导致或加剧甲状腺的自身免疫状况。甲状腺炎多见于分娩后3～6个月。在流产后也更经常发生此病（人工流产后也可能发生）。有甲状腺抗体的女性流产的发生率是没有甲状腺抗体女性的2倍。因此，如果经历过流产并试图再次妊娠，测试甲状腺抗体很重要（Marqusee、Hill & Mandel，1997年）。

妊娠相关甲状腺功能障碍的经典临床表现是，女性在妊娠期出现甲状腺功能亢进症的症状，产后出现甲状腺功能减退症，然后在一年内甲状腺功能恢复正常。这一连串变化会导致女性在以后的生活中更容易患上永久性甲状腺功能减退症。1型糖尿病女性产后患甲状腺功能障碍的风险要比普通女性大得多，这些女性中约有25%会出现甲状腺问题（Alvarez-Marfany等，1994年）。

妊娠期甲状腺肿大是为了满足婴儿生长发育对甲状腺激素的更高需求。一本古老的内分泌学书籍中记录了一个有趣的事实，就是早在怀孕测试之前，意大利父母就习惯于在婚前和婚后定期量女儿的脖子：甲状腺肿大导致的颈围增加会被视为怀孕的迹象（Sajous，1903年）。

# 朱莉的故事

朱莉在 35 岁时就开始出现甲状腺功能障碍的症状。她生了两个孩子，34 岁生第二个孩子之前一直感觉不错。但这个孩子出生后，她经常感觉筋疲力尽。即使她在孩子出生停止哺乳后，仍然无法恢复体力，甚至对任何事情都没有热情。她在疲惫和烦躁中捱过每一天。朋友打电话给她，试图让她参加在孩子出生前经常一起参加的活动，比如去健身房、喝咖啡或吃午饭，但朱莉想想就感觉太累，太压抑，什么都做不了。

生完孩子恢复了月经后发现，月经量比过去少了很多，而且每隔 30～35 天来一次，而不是她习惯的 28 天。

她和丈夫的关系同样受到了影响，因为她大部分时间里都是郁郁寡欢，而且脾气暴躁，没有精力和兴趣做爱。她知道，丈夫对她对性没有丝毫兴趣的事实感到沮丧，但她实在太累了，无法做出努力。她多出了 14 千克的体重。在生完孩子后的几次性爱中，她的阴道干涩，刺激也没有作用。她认为自己只是患上了产后抑郁症，听说这是暂时性的，所以她认为有一天这一切会自行消失。

不幸的是，8 个月后她的感觉依然如故——没有活力，没有性欲，几乎所有事物都可能让她恼火。她睡不好觉，头发也掉了一大堆。最后她的丈夫告诉她，他再也受不了了。他很同情她，也知道孩子给她带来了负面影响，但他不想再这样过下去，认为他们应该考虑分居，看看这样会不会让她更幸福。一想到要失去丈夫，尽管她对他和其他的一切都很沮丧，但她仍然爱着他，而且一想到自己将一个人带两个孩子，她就吓得行动起来。她去医院挂号了。

她完全不知道会有什么结果，所以当医生听完所有的症状，说她很可能是激素缺乏或失衡，可以通过检查进行诊断并治疗时，她感到无比宽慰。听到有办法解决她的痛苦，她感到乐观，而且是一年多来第一次有这种感觉。她立即做了医生吩咐的化验，第二周去拿结果。医生解释说，化验结果显示她缺乏多种激素。首先，最重要的是，她的甲状腺激素水平明显偏低，$T_4$水平处于谷底，她的促甲状腺激素水平非常高，因为她的脑垂体在超负荷工作，试图让她的甲状腺产生激素，她的甲状腺抗体水平也很高。这还不够，她的孕酮水平显示她在那个月经周期内没有排卵，她的雌激素水平也很低。

医生告诉朱莉，治疗甲状腺抗体高和甲状腺激素水平低的方法是一样的，即服用甲状腺激素，他给她开的药是一种同时含有$T_3$和$T_4$的药品，还为她开了生物等同性雌激素贴片，将她的雌激素水平提高到100 pg/mL（皮克/毫升，1皮克=$1×10^{-12}$克），并在每个月的最后2个星期使用生物等同性孕酮来帮助她安然度过月经周期。服药后朱莉感觉好了很多，她的精神焕然一新，精力充沛，头发也不再脱落。但她在下午的时候仍然很累，记忆力也不如生孩子前了。医生解释说，可能还需要一些时间和试验来找到适合朱莉的甲状腺激素和雌激素的剂量。

在接下来的3个月里，医生慢慢增加了她的甲状腺激素剂量。朱莉也不得不改用高剂量的雌激素贴片，因为使用替代药物后，她的雌激素水平仍然很低。终于，4个月后的一天，朱莉感觉自己完全好了——没有任何症状了。

# 下丘脑或垂体的问题

下丘脑或垂体的问题最终会影响其他内分泌腺，因为它们刺激和调节所有其他内分泌腺活动。当这些重要腺体的功能受到影响时，甲状腺功能也会受到影响。很多因素都可能引发这些腺体的问题。下丘脑和垂体就在鼻子后面，如果头部受到外伤，这个位置使它们相当容易受到损伤，导致调节性激素的分泌减少，进而对其他内分泌器官的刺激不足，会使身体激素水平普遍偏低（Stratmoen，2005 年）。这就是为何要仔细评估诸如车祸、运动损伤或其他任何导致损伤下丘脑或垂体的健康史的一个重要的原因。

导致下丘脑或垂体功能失调的其他潜在原因包括其中一个腺体的生长或遗传性疾病。这些问题会导致腺体分泌的激素不足或过量。

由垂体或下丘脑出现问题引起的甲状腺功能减退症被称为中枢性甲状腺功能减退症。判断甲状腺问题的来源非常重要，因为这会影响治疗的方式。另外，如果是垂体或下丘脑问题引发了问题，那么在它们控制下的其他内分泌腺，也可能会出现活力不足的问题。这种情况下，可能需要考虑补充其他激素，包括雌激素、孕酮、睾酮，甚至是肾上腺激素（如皮质醇和脱氢表雄酮）等。

# 抗体

抗体是免疫系统产生的一种物质，用来应对身体受到的威胁，比如细菌和病毒。抗体的任务是攻击这些入侵者。不幸的是，免疫系统有时会把人体自身组织误认为入侵者。这导致抗体误攻击和破坏健康组织。就甲状腺而言，通常需要这种自身免疫活动持续多年，才能对腺体功能造成破坏，发展成甲状腺功能减退症。因为这种对甲状腺功能逐渐破坏造成的症状，往往表现不明显，且与衰老的过程相似，人们常简单地把它们解释为衰老。事实上，甲状腺功能在这个过程中被无情而系统性地破坏了。

自身免疫性甲状腺疾病有几种不同类型。前面提到的桥本甲状腺炎，是最常见的自身免疫性甲状腺疾病。自身免疫性甲状腺疾病的另一种主要类型是格雷夫斯眼病（Graves' ophthalmopathy，GO）。这些疾病，特别是格雷夫斯眼病，会有一个甲状腺功能亢进症的最初时期，因为抗体的攻击导致更多的甲状腺活动来试图补偿。最终足够多的甲状腺功能被破坏后，甲状腺功能减退症的症状就表现出来了。甲状腺抗体也经常出现在患有糖尿病、风湿性关节炎、肝炎、系统性红斑狼疮或干燥综合征的女性中。

# 外部入侵者

有人认为，包括甲状腺炎在内的甲状腺疾病也可能是由病毒、细菌和真菌感染引起的。我们被微生物（包括细菌、病毒和真菌）包围和入侵着。它们几乎无处不在 —— 鼻子、喉咙、口腔和肠道 —— 任何人都无法躲开它们。大多数情况下，人可以与它们和平共处，但抵抗力下降时，就有问题了。各种病毒都与甲状腺疾病有关，包括柯萨奇病毒和引起腮腺炎、麻疹、流行性感冒、传染性单核细胞增多症、腺病毒感染和心肌炎的病毒（De Groot、Hennemann & Larsen，1984 年）。

有几种类型的真菌感染会造成损害，最常见的是念珠菌（通常是白色念珠菌）。念珠菌可以存在于口腔、咽喉、泌尿生殖道和肠道中，被认为是我们肠道菌群的正常组成部分。

激素水平发生变化，通常是在围绝经期的时候，由于甲状腺激素和皮质醇等激素分泌减少，免疫系统受到影响。这使得念珠菌失控，免疫系统产生抗体，最终导致自身免疫活动进一步削弱了免疫系统，还会导致对以前没有引起问题的各种东西过敏：从普通的食物到化学物质再到花粉等。免疫系统受到影响，还会导致其他问题，如肠瘘和肠易激综合征等。

# 物理伤害

对甲状腺间接或直接物理伤害会导致甲状腺功能减退症。通过间接伤害对甲状腺造成损害的情况并不罕见。因车祸扭伤颈部后，是否注意到出现了甲状腺功能减退症的症状？因为甲状腺位于颈部底部，就在喉结下方，如果在车祸或摔倒时头向前后摇晃，甲状腺就可能受到物理性损伤。事实上，英国的甲状腺专家巴里·杜兰特–皮特菲尔德（Barry Durrant-Peatfield）认为，在经历过颈部扭伤后，30% 的人会发展为甲状腺功能减退症（Durrant-Peatfield，2002 年）。任何身体外伤导致的颈部扭伤效应都可能损害甲状腺。

汽车安全带是最伟大的发明之一，拯救了无数生命。但研究表明，不正确使用安全带可能对颈部造成伤害，甚至导致甲状腺功能障碍（Leckie、Buckner & Bornemann，1992 年）。乘车时调整好安全带非常重要，让安全带在甲状腺下方，而不在甲状腺上方。对儿童或身材较矮的人尤其重要，因为这些人乘车时安全带位于颈部的位置偏高。

甲状腺也可能因直接伤害而受损。在甲状腺附近，特别是在甲状旁腺进行手术，例如，手术切除甲状腺结节，一般会导致甲状腺功能异常。甲状腺结节是长在甲状腺上的囊肿或腺瘤（正常组织的良性增生）。这些结节非常普遍，在成年人中，甲状腺结节的发病率高达 10%，其中约 95% 是良性的（Datta、Petrelli & Ramzy，2006 年；Castro & Gharib，2000 年）。它们通常不会给身体造成伤害，但切除这些增生的手术很容易损伤甲状腺及其功能。如果医生担心是甲状腺癌，请咨询穿刺活检 —— 将细针插入甲状腺内提取细胞进行评估。这样进行诊断，不用冒损伤（可能是永久性的）甲状腺的风险。

如果医生建议手术切除甲状腺或甲状腺结节，考虑以下一些重要的问题。

○ 这些结节可能癌变吗？

○ 如果不是恶性肿瘤，它是否会给健康带来其他问题？

○ 除了手术之外，还有其他治疗方法吗？

○ 手术风险有哪些？

○ 要切除多少甲状腺？

○ 手术后是否需要服用甲状腺激素？

对甲状腺的直接伤害还会发生在甲状腺受到击打的时候。我去看儿子的高中橄榄球比赛时，看到孩子们因为一个球员被抱颈阻截而欢呼雀跃的时候，我为这个孩子的甲状腺担忧。运动损伤同时会影响到下丘脑和垂体，从而间接影响甲状腺功能。

另一个直接伤害甲状腺的原因是用放射性碘治疗甲状腺功能亢进症。这种物质会破坏甲状腺组织，可能会导致甲状腺功能减退症 —— 这是一个具有讽刺意味的结果，但并非完全出乎意料。

## 药物

一些药物可能损害或抑制甲状腺功能，包括锂、避孕药、β 受体阻滞剂、苯妥英、茶碱、含铝抗酸剂、磺胺类药物、抗组胺药和化疗药物。如果必须服用这些药物，请与医生一起仔细监测甲状腺激素水平。同样，如果需要补充雌激素，与医生配合以确保有适当水平的孕酮一起使用，用来平衡激素水平，否则它会有抑制作用。这也适用于做过子宫切除术的女性。奇怪的是，目前流行的医学理论是，做过子宫切除术的女性不必使用孕酮，因为她们没有子宫。这忽略了一个事实：当体内有雌激素，就需要孕酮来平衡，否则整个内分泌系统的微妙而重要的平衡就会被打破。如果能正确使用，补充雌激素和孕酮对恢复甲状腺功能非常有益。

# 环境危害无处不在

在过去 50 年里，一个对甲状腺有毒的化学新世界建立了。奇怪而且不幸的是，许多合成化学物质的结构与某些激素非常相似，并可以与细胞中这些激素受体结合，从而造成破坏细胞的后果。这些化学物质有许多与雌激素相似，但也有一些会干扰甲状腺激素、睾酮和其他激素的使用和代谢。

当甲状腺功能受到这些干扰激素的影响时，就不能给其他器官和系统提供支持，如支持免疫系统和肝脏，去做它们分解有毒物质和杀死传染病原体的工作。甲状腺正常工作时，免疫系统抵御来自外部环境强力攻击的能力比较强，但当甲状腺不正常工作时，免疫系统就无法摆脱这种危害性负担的影响。

其他对甲状腺功能有负面影响的环境因素包括氟化物、重金属和被称为高氯酸盐的化学物质，这些物质广泛存在于饮用水中，通过阻断碘吸收而抑制甲状腺激素的产生。X 线也会对甲状腺造成损害。如果有甲状腺问题，甚至只是怀疑有甲状腺问题，做 X 线检查（甚至牙科检查）时，不要忘记要求戴上甲状腺保护项圈。

## 缺碘

饮食中约 75% 的碘会进入甲状腺。碘对制造 $T_3$ 和 $T_4$ 都很重要，因此碘缺乏会导致甲状腺功能减退症。长期缺碘导致的甲状腺肿大，被称为甲状腺肿，是由于甲状腺为了增加甲状腺激素的输出量而变大。甲状腺肿通常会变得大到可以在脖子底部用肉眼看到。极端情况下，儿童严重缺碘会导致智力低下，但这种情况在美国等发达国家很少见。

因为美国的食物供应中加了碘——先是在面包和牛奶中加碘，后来又改成了在食盐中加碘，大多数人认为缺碘不会成为问题。不幸的是，1994 年以来，最新的美国健康与营养检查调查显示，在过去的 20 年里，美国人每天平均碘摄入量下降了 50% 以上——从每天摄入 320 微克下降到 145 微克。研究表明，14.9% 的成年女性缺碘，这个比例比 1974 年增加了 4.5 倍（Hollowell 等，1998 年）。

细究这种碘缺乏的原因，可能是现在很多人因为盐和高血压之间的联系而限制了盐的摄入量。此外，早年人们从富含碘的土壤中种植的蔬菜中得到大量碘，但现在集约化的耕作方式耗光了土壤中的碘和其他矿物质，导致农产品中的碘和其他重要的矿物质含量很低。

最后，即使用加碘盐，要达到碘的膳食营养素推荐供给量（RDA），即成人每日 150 微克，需要每天使用 1/2 茶匙以上的加碘盐——这可能是人们会因为其他健康问题而不愿意做的事情。另一个问题是，盐中的氯化物会与碘竞争吸收，所以人们可能无法轻易吸收碘盐中的所有碘。另外，最近的研究表明，即使是这个碘的膳食营养素推荐供给量，也可能太低，无法支持甲状腺产生足够的甲状腺激素（Abraham、Flechas & Hakala，2002 年）。

碘缺乏会给甲状腺及其他器官造成不良后果。因为碘被身体中的所有激素受体使用，碘摄入不足可能导致激素水平失衡，造成诸如卵巢囊肿、甲状腺肿和甲状腺腺瘤等问题。如果平时不怎么吃盐，最好是额外补充碘。另一个好的碘的来源是海鲜和海藻类（如紫菜、海带）等。

# 遗传

遗传因素在甲状腺功能减退症中发挥着作用。遗传性的甲状腺缺陷是甲状腺功能减退症的一个常见原因。此外，有一种可能性是，如果父母由于任何原因出现甲状腺功能障碍，都可能会传递给孩子。因此，如果父母中的任何一方因为某些原因患有甲状腺功能减退症，孩子患甲状腺功能障碍的风险会增加。值得注意的是，这些原因包括酗酒、过度接触 X 线、接受化疗或经历过物理损伤。

家族性甲状腺功能障碍会在不同的家庭成员中表现出非常不同的情况和症状。例如，某人可能患有甲状腺功能减退症或桥本甲状腺炎，孩子可能患有格雷夫斯眼病。如果自己或任何其他近亲患有甲状腺疾病，在孩子身上要注意任何类型甲状腺功能减退症的症状和迹象。下面的练习有助于判断家族史是否有值得关注的病因。

## 练习：家族健康史

以下所有的症状都可能是甲状腺功能减退症的表现。在提供的空白处标记每一种症状是否表现在家庭成员身上。可以按以下方式进行编码：M= 母亲，F= 父亲，B= 兄弟，S= 姐妹，GF= 祖父 / 外祖父，GM= 祖母 / 外祖母，A= 姨妈 / 姑妈，U= 叔伯 / 舅舅。

| | | | |
|---|---|---|---|
| _____ | 肾上腺功能障碍 | _____ | 酗酒 |
| _____ | 过敏 | _____ | 贫血 |
| _____ | 焦虑 | _____ | 关节炎 |
| _____ | 哮喘 | _____ | 注意缺陷多动障碍 |
| _____ | 自身免疫性疾病 | _____ | 背痛 |
| _____ | 双相障碍 | _____ | 膀胱问题 |
| _____ | 呼吸困难 | _____ | 癌症 |
| _____ | 腕管综合征 | _____ | 药物依赖 |
| _____ | 慢性便秘或腹泻 | _____ | 慢性疲劳 |
| _____ | 慢性气短 | _____ | 指甲有缺陷 |
| _____ | 痴呆 | _____ | 抑郁症 |
| _____ | 糖尿病 | _____ | 更年期不适 |
| _____ | 难以集中精力 | _____ | 吞咽困难 |
| _____ | 头发早白 | _____ | 容易出血或淤伤 |
| _____ | 饮食失调 | _____ | 胆固醇或甘油三酯高 |
| _____ | 肺气肿 | _____ | 癫痫 |
| _____ | 视力问题 | _____ | 纤维囊性乳房 |
| _____ | 纤维瘤 | _____ | 纤维肌痛 |
| _____ | 胆囊疾病 | _____ | 甲状腺肿 |
| _____ | 痛风 | _____ | 头痛或偏头痛 |
| _____ | 听力问题 | _____ | 心肌梗死 |
| _____ | 心脏病 | _____ | 胃灼热或胃酸反流 |
| _____ | 痔疮 | _____ | 高血压 |
| _____ | 低血糖 | _____ | 炎症性肠病 |
| _____ | 失眠 | _____ | 黄疸 |

_____ 关节疼痛或僵硬　　　　_____ 腿部疼痛

_____ 肝脏疾病　　　　_____ 记忆力下降

_____ 月经周期紊乱　　　　_____ 精神疾病

_____ 神经系统疾病　　　　_____ 骨质疏松

_____ 恐慌症　　　　_____ 肺炎

_____ 突眼（exophthalmos）　　　　_____ 复发性感染

_____ 呼吸系统疾病　　　　_____ 下肢不宁综合征

_____ 精神分裂症　　　　_____ 严重脱发

_____ 鼻窦问题　　　　_____ 皮肤问题

_____ 胃部或胃肠功能紊乱　　　　_____ 发育障碍

_____ 头发稀疏　　　　_____ 眩晕、头晕或头重脚轻

_____ 嗓音问题　　　　_____ 体重异常增加或肥胖

　　与医生见面时，请带一份填写好的家族健康史，这样医生就能彻底了解可能导致甲状腺功能障碍的遗传因素。如果注意到任何亲属有多种症状，可以通过让他们完成第 3 章中的甲状腺功能减退症症状评估练习来更好地评估是否有甲状腺问题。

# 转化问题

　　还记得第 1 章的内容吗？$T_4$ 的生物活性很低，身体会将大量的 $T_4$ 转化为更有活性的 $T_3$。这个转化过程需许多器官参与，包括大脑、肝脏和肾脏，通过碘甲状腺原氨酸 5'- 脱碘酶（5'-deiodinase）进行。这个过

程可能会受到相当多的阻碍，包括炎症、节食、营养不良（包括因消化问题引起的）、重金属中毒、生长激素缺乏、吸烟、肾脏或肝脏功能障碍、外伤、慢性疾病、维生素和矿物质缺乏、化疗、皮质醇或性激素结合球蛋白水平升高、雌激素过多（因为避孕药或补充雌激素但未被孕酮平衡）。

在这么多影响这个转换过程的因素中，许多是由甲状腺激素水平不足引起的。检查甲状腺功能时，检测 $T_3$ 的水平非常重要，可有助于确定自身是否有转换问题，如果有问题，最好服用同时含有 $T_3$ 和 $T_4$ 的补充药物。

另一个转换问题是 $T_4$ 可以转换为 $rT_3$，而不是活性 $T_3$。$rT_3$ 是 $T_3$ 的立体异构体，也就是说它的化学成分与 $T_3$ 相同，但旋转方向相反，所以说是 $T_3$ 的镜像结构。$T_4$ 到 $rT_3$ 的转换可能是由许多阻止 $T_4$ 转换到 $T_3$ 的因素引起的。因为 $rT_3$ 的形状与常规 $T_3$ 不同，所以它不具有相同的生物活性。但是，$rT_3$ 仍然可以与 $T_3$ 受体结合，阻止 $T_3$ 受体与 $T_3$ 结合，结果过量的 $rT_3$ 会有效地阻断身体对产生的 $T_3$ 的利用，因而即使 $T_3$ 水平很高，但甲状腺功能仍然会受损。第 6 章将详细介绍这些转化障碍的检测方法，第 7 章将讨论治疗方法。

## 甲状腺激素抵抗

$T_3$ 必须通过它的受体进入细胞，才能对身体产生作用。如上所述，$rT_3$ 可以阻断这些受体与 $T_3$ 结合。此外，有时未被占用的受体不能结合

$T_3$，原因尚不明确（可能是遗传性的），但最终结果是出现甲状腺功能减退症。这是不可能轻易诊断的，因为需要测量细胞中的甲状腺水平，但目前还做不到。化验中所寻找的一个指标是 $T_3$ 和 $T_4$ 水平高，加上促甲状腺激素水平正常，说明甲状腺激素无法进入细胞，并在血液中积聚。

这种情况的唯一治疗方法是补充高于正常剂量的甲状腺激素，以抵消细胞的抵抗力（Lowe，2000 年）。检查和治疗这种病情的医生发现，当这些患者服用较高剂量的激素时，并没有表现出甲状腺功能亢进症的迹象，即使化验指标表明存在甲状腺功能亢进症，也是如此。事实上，这也是诊断的方法之一。这并不是目前普遍接受的做法，所以需要与训练有素的甲状腺医生合作来检查和治疗这种情况。

另一个受体问题是，长期的甲状腺功能减退症导致受体脱敏。皮质醇水平低也可能导致或加剧这种情况。因此，重要的是要一起测量甲状腺激素水平和皮质醇水平。

# 肾上腺并发症

肾上腺产生的皮质醇是将 $T_4$ 转化为 $T_3$ 的必需品。皮质醇还可以确保甲状腺受体的功能，因为在肾上腺功能不好的情况下，这些受体会失效，甚至消失。因此，如果没有足够的皮质醇，就不能很好地利用甲状腺激素。大多数患有长期或严重甲状腺功能减退症的女性，应评估肾上腺功能是否有问题，是否应与甲状腺功能减退症同时治疗。有关肾上腺功能和甲状腺功能之间关系的完整讨论，请参见第 9 章。

# 接下来是什么

现在，你已经对判断甲状腺的功能有了认识，对症状有了了解，并对可能的病因有了一些想法，应该采取一些措施了。如果尚未对甲状腺功能进行检查，那下一步就进行吧，因为化验的信息对于设计有效的治疗计划很重要。下一章将提供所有必要检查的完整详细信息以及如何解释检查结果，也将讨论激素测试的一些缺点。

# 本章要点 —————————

- 卵巢激素分泌减少，以及卵巢功能不稳定，对包括甲状腺在内的身体器官有缓慢的负面影响。

- 妊娠、垂体或下丘脑功能障碍、甲状腺抗体、感染、甲状腺受到直接或间接物理伤害、药物、环境危害、碘缺乏、遗传易感性、转化问题、细胞受体水平的甲状腺激素抵抗、肾上腺并发症等均可引起甲状腺功能减退症。

- 为了充分了解自己有没有患上甲状腺疾病的风险，查看家族病史很重要。遗传性甲状腺缺陷通常是甲状腺功能异常的原因。如果父母中的任何一方由酗酒、过度暴露在 X 线下、接受化疗，或者身体损伤等导致甲状腺功能减退症，孩子出现甲状腺功能障碍的风险增高。

- 遗传性甲状腺功能障碍在不同的家庭成员中可表现为不同的问题：可能会表现为甲状腺功能减退症、桥本甲状腺炎、格雷夫斯眼病。如果自己或任何家庭成员有甲状腺问题，请注意其他家庭成员的症状和体征。

# 第 6 章

## 让甲状腺检查变得简单

————

事实上，一项研究表明，与早晨空腹采样的化验结果相比，一天中晚些时候的促甲状腺激素水平显著下降，平均下降约 26%。这似乎不那么重要，但实际上它却导致 6% 的患者从甲状腺功能减退症的诊断被重新归类为"正常"（Scobbo 等，2004 年）。这意味着，如果在一天中晚点未空腹的时候接受化验，促甲状腺激素水平会比较低，这显示出的甲状腺功能比实际的要强（请记住，促甲状腺激素水平低意味着身体有更多的 $T_4$）。

有没有被医生告知甲状腺功能很好，出现的各种症状是由诸如肠易激综合征、经前期综合征、多发性硬化、注意缺陷多动障碍或周围血管疾病（peripheral vascular disease，PVD）等听起来令人困惑的东西引起的这种经历？这些症状让患者仿佛乘坐旋转木马一样，在访问医生、血液检查、超声波检查，甚至计算机轴向断层（CT）扫描和磁共振成像检查这些地方来回转。有人几乎听到医生说过所有这些词，但一直都没能解决健康问题。然而，所有这些令人困惑的情况实际上都与甲状腺功能问题有关。问题是，一旦被这些吓人的医学词汇标记出来，检查就结束了，并且，很可能会被开出一种（或多种）处方药物控制症状。甲状腺健康或其他潜在原因却很少被纳入考虑范围。

检测甲状腺疾病的主要问题之一是，甲状腺检查充满了混乱的矛盾信息。与其说甲状腺检查要弄清到底发生了什么，并指明解决问题的思路，还不如说是在寻求甲状腺健康方面难以理解和无法克服的障碍。然而，血液检查和其他化验仍然是深入了解情况并制订有效治疗计划的重要工具。

本章将通过详细描述各种化验及其结果帮患者消除一些困惑。首先，让我们看一些影响化验有效性的问题。

# 消除甲状腺检查的困惑

如果第 3 章中的评估和简单的自我测试表明自己可能有甲状腺问题，下一步是找医生来测试甲状腺功能，并请医生确定最佳的治疗方案。如前所述，涉及的化验可能看起来非常混乱，还难以解释。为了增加成功机会，并更快地找到解决问题的方案，要了解化验的固有局限和困难。

## 选择合适的医生

开始评估甲状腺健康的时候，多数人犯的第一个不经意的错误是低估了选择医生的重要性。人们乐观地假设，任何一位有经验的医生都能做。实际上，在美国，很少有内分泌专业以外的医生接受过甲状腺检查和治疗方面的培训。如果医生多年来一直在研究和实践甲状腺激素治疗，找出问题所在，并制订适当的治疗计划，可能是一件简单的事情。但没有甲状腺治疗经验的医生可能无法理清过去的十年里出现的大量关于甲状腺健康的最新研究数据。在美国，对许多医生来说，在一天高强度工作 $10 \sim 12$ 个小时后再阅读医学期刊是不现实的。即使他们做到了，检查和治疗甲状腺功能障碍的精微，只有在大量实践之后才能体会得到。

好方法是，提前做好功课，找一位多年来一直致力于治疗甲状腺问题和其他激素问题的医生。一个经验丰富的医生理解全面的甲状腺评估和测试的重要性，而不是仅仅满足于促甲状腺激素测试和 $T_4$ 测试。可以理解一点，医生使用他们不熟悉的治疗方法是不舒服的，所以那些不擅长甲状腺治疗的医生通常会使用他们熟悉的治疗方法。

## 了解检查结果及其局限性

有很多原因会让甲状腺检查把医生和患者引入歧途。首先，很可能根本没完成能找到问题根源的正确测试。即使完成了，测试结果对每个人来说，也没有绝对的"对"或"错"：对一个女人来说合适的激素水平对另一个女人来说可能太低了。所以测试结果并不能说明一切。

另一个大问题是，大型化验使用的参考范围和许多医生确定激素水平是否"正常"依据的参考范围可能是过时的和不正确的。不幸的是，在美国，不专门从事甲状腺治疗的医生并不了解这一点，并因此忽视了许多甲状腺功能减退症的病例。

最后，如医生所说，样本化验只是采集样本时间点的"快照"，无论是血样、尿样还是唾液样本。化验可能会显示不同激素处于不同水平，这取决于患者一天中什么时候参加测试，吃了什么，喝了什么，睡了多久，甚至在取样的当天气温有多热。

事实上，一项研究表明，与早晨空腹采样的化验结果相比，一天中晚些时候的促甲状腺激素水平显著下降，平均下降约 26%。这似乎不那么重要，但实际上它却导致 6% 的患者从甲状腺功能减退症的诊断被重新归类为"正常"（Scobbo 等，2004 年）。这意味着，如果在一天中晚点未空腹的时候接受化验，促甲状腺激素水平会比较低，这显示出的甲状腺功能比实际的要强（请记住，促甲状腺激素水平低意味着身体有更多的甲状腺激素）。

对患者来说，控制所有可能影响化验结果的因素是不现实的，比如进行化验那天的室外温度。但应该尝试控制尽可能多的变量，其中一个重要的方法是在早晨空腹的时候采集血样。

大多数专门从事甲状腺治疗的医生都认为，化验结果不应该是评估甲状腺功能的唯一决定因素。它们是重要的评估工具，应该用来验证临床印象，而不是作为诊断的唯一依据。所以，记住所有这些注意事项，再来做有助于评估甲状腺功能的各种化验。

## 甲状腺功能的化验

绝大多数检测甲状腺水平的医生只检测促甲状腺激素。这的确是一种需要检测的重要激素，因为它水平高表明垂体感觉到身体缺乏足够的甲状腺激素，所以试图刺激甲状腺产生更多甲状腺激素。然而，如果问题不在甲状腺，而实际上起源于下丘脑、垂体、甲状腺激素受体或其他地方，这个测试就无法真正发现问题。曾有研究表明，全世界每 5 个人中就有 1 个人患有垂体疾病，而他们中的大多数人并不自知（Pituitary Network Organization，2007 年）。如果垂体工作不正常，甲状腺工作也会不正常。

许多医生会检测 $T_4$ 的水平，但通常只检测 $T_4$ 的总水平，而不检测游离 $T_4$ 水平。后者很重要，因为它测量的是未被蛋白质结合、可以被细胞利用的 $T_4$ 的数量。不是专门治疗甲状腺疾病的医生往往意识不到这一点。此外，还需要检测游离 $T_3$ 的水平。在许多情况下，还需要检测甲状腺抗体和 $rT_3$ 的水平。一旦了解了这些检查的重要性，与医生讨论这些问题将变得更容易。

## 促甲状腺激素测试

促甲状腺激素测试是一个简单的血液测试。如上所述，当人体无法产生足够的 $T_3$ 和 $T_4$ 时，促甲状腺激素水平会升高。

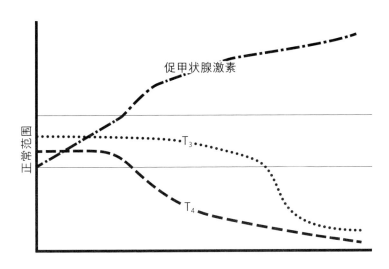

**促甲状腺激素、$T_4$ 和 $T_3$ 之间的关系**

以促甲状腺激素水平作为甲状腺功能的最终判断标准的问题在于，促甲状腺激素的产生受许多因素的影响，而不仅是 $T_3$ 和 $T_4$。首先，如果甲状腺功能障碍是由垂体或下丘脑功能障碍引起的，这些腺体对甲状腺激素缺乏不会做出正常反应，最终导致垂体不会在需要时产生足够的促甲状腺激素。这样，即使缺乏甲状腺激素，促甲状腺激素水平也会保持良好状态。

仅使用促甲状腺激素水平来评估甲状腺功能的另一个问题是接触特定化学物质会影响促甲状腺激素的产生。身体中的一切都是互相依附、受调控的，或是说受其他因素影响的，这非常普遍。在影响甲状腺受体的众多因素中，有一组称为 G1 蛋白的蛋白质。不幸的是，即使甲状腺激素水平过低，在环境中接触的特定化学物质也会使这些蛋白质紊乱，导致体内促甲状腺激素生成减少。

这些影响促甲状腺激素产生的化学物质中最常见的是氟化物，在美国它被添加到供水系统中（Li，2003 年）。其他化学物质有铝、二氧化硅和铍。尽量避免接触这些化学物质是明智的，但也是很困难的，因为它们在日常生活的环境中变得越来越普遍。如果自来水是含氟的，饮用前最好先过滤。但并非所有的滤水器都能去除氟化物，所以一定要买一个能去除氟化物的滤水器。许多牙膏也含有氟化物，儿科医生经常善意地推荐给孩子以防止龋齿。

如前所述，促甲状腺激素测试的另一个问题是许多大型化验使用过时的参考范围。大多数不专攻激素的医生发现患者在"正常"范围内，并因此错过许多潜在的甲状腺功能减退症病例。

大多数治疗甲状腺疾病的专家现在认为，这些旧的参考范围是不准确的。研究表明，参考人群（被化验以确定正常范围的人群）中有许多人患有不同程度的甲状腺功能障碍，这增加了整个参考人群的平均促甲状腺激素水平（Wartofsky & Dickey，2005 年）。这导致由此得出的促甲状腺激素"正常"参考范围远远高于真实正常范围，而 $T_3$ 和 $T_4$ 则相反。

美国国家临床生物化学学会（National Academy of Clinical Biochemistry）曾给出的指导方针显示，95% 以上正常人的促甲状腺激素水平低于 2.5 mU/L（毫单位 / 升；Wartofsky & Dickey，2005 年）。他们认为，剩下的 5% 有更高促甲状腺激素水平的人，应被排除在用于建立参考范围的参考人群候选池之外，因为桥本甲状腺炎或其他一些疾病可能是促甲状腺激素水平高的原因。支持这一立场的是，桥本甲状腺炎发病率非常低的非裔美国人的平均促甲状腺激素水平为 1.18 mU/L，这被认为更接近真实的正常均值（Wartofsky & Dickey，2005 年）。许多实验室仍然使用 0.3～5.0 mU/L（甚至是 6.0 mU/L）的"正常"参考范围。这意味着，那些在 2.5～6.0 mU/L 之间的人被错误地告知他们的促甲状腺激素水平良好，而实际上他们可能患有甲状腺功能减退症。

## 游离 $T_3$ 和游离 $T_4$ 检测

在血液中，几乎所有的 $T_3$（99.5%）都与载体蛋白结合。剩下的 0.5% 的游离、未结合的 $T_3$ 被认为是负责激素的生物作用。载体蛋白水平的变化包括服用避孕药或雌激素多种原因，这些都会增加蛋白质的含量。结果，总的 $T_3$ 水平会发生变化，但游离 $T_3$ 水平保持不变。这就是为什么游离 $T_3$ 比总 $T_3$ 更能反映甲状腺状况的一个原因。

即使已经测试了游离 $T_3$ 水平，也必须意识到游离 $T_3$ 测试结果与促甲状腺激素测试结果有相同的问题：就是"什么是正常的"，这是一个难题。对游离 $T_3$ 的"正常"范围的理解，不同来源之间存在很大差异。以下"正常"参考范围（以 pg/dL 表示）说明了该问题的严重性。

○ 美国国家临床生物化学学会：200～500 pg/dL

○ 诊断自动化：140～420 pg/dL

❍ Quest 诊断实验室和 LabCorp：230～420 pg/dL

❍ 西门子医疗解决方案：150～410 pg/dL

所有这些来源都表明，如果在这个范围内，$T_3$ 水平是正常的。不过，这并不能说明全部情况。首先，如果医生使用诊断自动化的范围，结果是 140 pg/dL，将被视为正常。而根据一些最大的化验机构，如 Quest 诊断和 LabCorp，需要达到 230 pg/dL 才算正常。其次，如果对 $T_3$ 的个人需求更高，可以在游离 $T_3$ 为 231 pg/dL 的情况下被诊断为"正常"，但自己仍然感觉很糟糕。因为在一些情况下，正常值的范围上限高达 500 pg/dL，也许这就是自己所需的正常值的水平。

同样的问题也会影响 $T_4$ 测试结果。

## rT$_3$ 检测

甲状腺产生的 $T_4$ 比任何其他甲状腺激素都多，大部分被转化成 $T_3$，但有些被转化成 $rT_3$ 以帮助身体清除 $T_4$。如果缺乏维生素、矿物质和脂肪酸，或者汞和镉等重金属含量高，身体可能很难将 $T_4$ 转化为 $T_3$，而是将更多的 $T_4$ 转化为 $rT_3$。

这在饥饿的时候是有好处的，饥饿的身体大胆地试图降低代谢率以维持生存，直到食物再次充足。在这种情况下，制造大量 $rT_3$ 有利于拯救生命。但对大多数人来说，情况并非如此，出现这种情况是极其有害的，因为这会导致最终代谢率太低，感觉不好，健康得不到保障。不幸的是，疾病、压力导致的皮质醇分泌过多和过度节食（身体将其理解为饥荒）

都具有抑制 $T_4$ 向 $T_3$ 转化和增加 $T_4$ 向 $rT_3$ 转化的相同效果。如第 5 章所述，$rT_3$ 不具有生物活性，但它可以与 $T_3$ 受体结合起到阻断 $T_3$ 的作用。因此，建议同时测量 $rT_3$ 水平以及游离 $T_3$ 水平以全面了解情况。测量 $rT_3$ 水平是一个简单的血液检测。

## 甲状腺抗体测试

通过简单的血液化验可以测试免疫系统是否产生抗体，这些抗体可能会攻击甲状腺，把它当成一个外来入侵者，这种攻击可能有损甲状腺功能。如果有甲状腺功能障碍的症状，应该测量几种不同类型的甲状腺抗体：甲状腺球蛋白抗体（TgAb）和甲状腺过氧化物酶抗体（TPOAb），它们与甲状腺功能减退症有关。另一方面，对甲状腺功能亢进症来说，还必须检测促甲状腺激素受体抗体（TRAb），这与格雷夫斯眼病有关。

围绕甲状腺抗体存在一些争议，因为一小部分有甲状腺抗体的人并没有出现甲状腺功能障碍的症状。正因为如此，一些医生不选择对它们进行检测。然而，绝大多数有抗体的女性最终都会出现相关症状。如果甲状腺抗体检测呈阳性，在决定是否治疗时，一定要考虑到这个事实。

更令人困惑的是，最近的研究表明，血液检测可能检测不到自身免疫性甲状腺功能障碍。瑞典的一项研究，观察有甲状腺功能减退症症状但促甲状腺激素、甲状腺激素和甲状腺抗体的血液检测结果都是"正常"的人。甲状腺组织的小样本（用针采集）显示，许多受试者组织中存在自身免疫性甲状腺疾病的证据（Wikland，2008 年；Sandberg，2008 年）。

这表明，在一些甲状腺功能减退症的病例中，症状可能比化验结果更准确地反映甲状腺功能障碍的情况。

甲状腺激素治疗有助于降低自身免疫抗体活性，因为它降低了甲状腺产生甲状腺激素的需求。自身免疫活动的减少会减轻甲状腺炎的症状。另外，补充的甲状腺激素将有助于提高代谢活动率。

## 甲状腺素结合球蛋白检测

甲状腺素结合球蛋白（TBG）检测是一个血液检测，用以测量甲状腺素结合球蛋白的水平，甲状腺素结合球蛋白是一种在肝脏中制造的蛋白质。甲状腺素结合球蛋白与 $T_3$ 和 $T_4$ 结合，有助于将它们运送到全身，并在需要它们调节身体功能的地方释放它们。当 $T_3$ 和 $T_4$ 与甲状腺素结合球蛋白结合时，肾脏不会从血液中清除它们。

妊娠和一些疾病（如病毒性肝炎），以及一些药物（包括类固醇），会影响甲状腺素结合球蛋白水平。甲状腺素结合球蛋白水平异常会导致 $T_4$ 和 $T_3$ 总水平异常，但不影响游离 $T_3$ 和游离 $T_4$ 水平。因此，如果检测了游离 $T_3$ 和游离 $T_4$ 水平，通常不需要再进行这个检测。

## 促甲状腺素释放激素检测

促甲状腺素释放激素检测是为了检查中枢性甲状腺功能减退症，分别是由垂体或下丘脑受到损伤引起的。促甲状腺素释放激素是由下丘脑产生的，负责指导垂体产生和分泌促甲状腺激素。如果下丘脑不能制造足够的促甲状腺素释放激素，身体就不会制造足够的甲状腺激素。如果有明显的甲状腺症状，但促甲状腺激素水平测试结果正常，促甲状腺素释放激素检测可能会发现问题的根源。

在这个检测中，首先要做一个基线促甲状腺激素血液检测，然后注射促甲状腺素释放激素刺激垂体释放更多的促甲状腺激素，之后在随后的几个点测量促甲状腺激素水平。这个检测可显示甲状腺在受到刺激时的表现。如果下丘脑或垂体功能受到损伤，可能对促甲状腺素释放激素的刺激反应延迟、迟钝，甚至没有反应。

## 碘负荷试验

碘负荷试验是一个 24 小时的尿液试验，用于检测碘缺乏是否是导致或加剧甲状腺功能障碍的原因之一。首先，患者服用 50 mg 的碘片，然后在接下来的 24 小时内收集全部尿液。尿样将在实验室进行碘含量检测。如果有足够的碘来满足身体的需要，大部分摄入的碘会在 24 小时内通过尿液排出。如果缺碘，身体会保留更多的补充碘。这个检测是一个很好的指标，说明人体是否需要更多的碘来充分发挥甲状腺功能。

---

### 一定要先检查雌激素和孕酮水平

正如第 5 章所讨论的，当没有足够的孕酮平衡雌激素时，甲状腺功能会受到抑制。因此，孕酮缺乏可能是甲状腺功能减

---

退症的一个原因。在开始甲状腺激素治疗之前，应该先测试雌激素和孕酮水平，看看是否是因为这种失衡导致身体不适。如果是的话，和医生一起制订一个计划，在月经周期的最后两周补充孕酮。最后，还应该测试睾酮和促卵泡激素（FSH）的水平，以便全面了解卵巢激素状况。

## 接下来是什么

是时候进行检查了。如果医生对甲状腺疾病和所涉及的检测很有经验，这很好！把第 3 章完成的症状评估带到诊室，让医生全面了解甲状腺功能的信息。如果第 5 章中的家庭健康史评估表明近亲属可能患有甲状腺疾病，这个评估的结果也要带上。化验很重要，但症状和危险因素同样重要。如果有甲状腺功能障碍的明显症状，如甲状腺肿、双相障碍、生育问题，或有甲状腺问题家族史，即使化验结果"正常"，许多专门从事甲状腺治疗的医生也会同意采用甲状腺激素治疗。

记住，在甲状腺治疗过程中，在最初诊断和之后甲状腺治疗阶段定期评估甲状腺功能、肾上腺功能总是很重要的（详见第 9 章）。由于所有的内分泌腺和它们的激素之间的相互关系，测试其他关键激素水平也是一个好主意，如雌激素、孕酮和睾酮。一个知识渊博的医生应该能够根据症状来评估那些测试，是非常重要的。

一旦找到了一个好的医生，并进行了必要的化验，就进入"一马平川"的状态了。剩下的就是制订一个合适的治疗计划，并监控治疗结果——这是下一章的主题。

## 本章要点

- 甲状腺检查是完整的甲状腺评估的重要组成部分，但它有几个明显的缺点。甲状腺检查不能检测出所有甲状腺功能障碍，而这些不能检测出来的病可能通过甲状腺激素治疗来解决。在美国，过时的参考范围仍在被广泛使用，造成大量的误诊和困惑。另外，没有绝对的"对"或"错"的激素水平，每个女性的生理状况都不一样。最后，验血只是抽血那一刻的一个"快照"，未必能给出一个完整的信息。

- 甲状腺检查是一个重要的工具，但对症状和危险因素的全面评估也是准确诊断的必要条件。

- 为了全面了解甲状腺健康状况，以下检测是必要的：促甲状腺激素、游离 $T_3$、游离 $T_4$、$rT_3$ 和甲状腺抗体（TgAb & TPOAb，或者对于甲状腺功能亢进症，TRAb）。

- 在就诊时一定要带上症状、病历和家族健康史的完整清单，和医生分享这些信息，对全面评估自身甲状腺功能非常重要。

第 7 章

# 甲状腺功能减退症的治疗

——————

甲状腺激素治疗可能对这些人中的大多数非常有益。最好的做法是极其谨慎地和医生一起从很低的剂量开始尝试，慢慢增加剂量。

无论决定使用哪种甲状腺药物，实际上都是一个好主意。如果新陈代谢已经被抑制了一段时间，那身体可能需要一段时间才能适应增长的代谢率对它提出的更新、更高的要求。

如果到目前为止，所读到的信息和练习表明自身可能有甲状腺功能减退症，重要的是了解有哪些治疗方案可供选择，哪些最适合患者本人。在这一点上，患者可能会生气地想："只要告诉我该吃什么就够了！"然而，了解可用于治疗甲状腺功能减退症的不同甲状腺药物，以及它们有什么功效，是最符合患者利益的。如果最终被诊断为甲状腺功能减退症，但使用了错误的治疗方法，结果可能达不到最好的疗效，甚至情况得不到改善。

正确的甲状腺激素治疗会加快心率，把血液带到所有的组织和器官，刺激营养物质的吸收和排泄，解决皮肤和头发问题，改善外表和健康问题，让患者因改善感到幸福。通过正确的药物治疗，患者会感觉好起来。事实上，患者可能会在第一个月内就体验到许多不适症状在减少。


# 甲状腺治疗的大争论（$T_3$ vs. $T_4$）

为了最有效地解决所有症状，找到正确的药物、最佳的每日剂量和给药计划，是很重要的。如果向一位有甲状腺治疗经验的医生求助，他会理解并解释各种选择，同时推荐最适合患者情况的医治方案。如果患者由于经济或其他原因不能向这样的医生求助，很可能最后会被开一种仅含 $T_4$ 的药物，这些药物几十年来一直在美国最畅销的药物之列。

## $T_3$/$T_4$ 联合用药可能更利于解决问题

不幸的是，对许多女性来说，光靠 $T_4$ 还不足以解决症状。一些女性，特别是那些卵巢功能强大的女性（换言之，不是围绝经期或绝经期的女性），单独服用 $T_4$ 会有好的效果，但许多女性也需要补充 $T_3$。最新研究表明，由于压力、饮食和疾病等因素，一些女性很难将 $T_4$ 转化为 $T_3$（De Groot，1999 年）；另一个复杂之处是，$T_4$ 转化为 $T_3$ 需要一些酶。交感神经系统影响这些酶完成这种转化的能力。由于肥胖人群的交感神经系统活动少，仅对超重的人使用 $T_4$ 药物可能不是最好的解决方案（Spraul 等，1993 年）。

仅含 $T_4$ 的产品的另一个局限是，它们无法解决 $T_4$ 过度转换为 $rT_3$ 而导致的问题。这种情况下，仅添加 $T_4$ 实际上会加剧问题，产生更多的 $rT_3$，进一步阻碍身体使用它所拥有的 $T_3$ 的能力。临床研究表明，有人用包含 $T_3$ 的甲状腺激素治疗有更好的效果（Bunevicius 等，1999 年）。

巴里·杜兰特-皮特菲尔德（Barry Durrant-Peatfield）是英国一位杰出的医生，几十年来他一直致力于治疗甲状腺疾病，见证了治疗甲状腺疾病风潮的起起落落。在他的著作《甲状腺大丑闻及如何幸存》（*The Great Thyroid Scandal and How to Survive It*，2002 年）中指出，在他的临床经验中，$T_4$ 疗法通常只对早期、轻度甲状腺功能减退症的病例有效，而在更严重的病例中，仅使用含 $T_4$ 的药不如使用同时含有 $T_3$ 和 $T_4$ 的药有效。这是因为 $T_4$ 在治疗诸如肾上腺功能不足、激素受体抵抗和转化问题等并发症方面不是很有效。他接着说，使用只含 $T_4$ 的药物，虽然患者可能会在初期感觉好，但在几天或几周内，这种良好感觉可能会消失：患者很快感到震颤和心悸。这时候，血液测试很可能显示血液中有过多 $T_4$——因为它未被完全使用，需要减少剂量。减量使不良反应减轻了，但筋疲力尽和体液潴留以及所有其他症状仍然存在，很难缓解。他第一次看到的（已经在治疗中的）患者中大约 70% 发现有这种情况（Durrant-Peatfield，2002 年）。如果不能将 $T_4$ 转化为 $T_3$，或者受体不能让甲状腺激素进入细胞，那么补充 $T_4$ 时，$T_4$ 水平可能会堆积增加，因为实际上 $T_4$ 无处可去。

比利时医学博士蒂埃里·赫托吉（Thierry Hertoghe）是家族第四代内分泌医生，他从事甲状腺激素治疗数十年（他的曾祖父是最早研究甲状腺功能的内分泌学家之一）。赫托吉博士说，联合用药可能比只含 $T_4$ 的药物效果更好，因为联合用药能促进 $T_4$ 向 $T_3$ 的转化，吸收更好，而且效果和稳定性更好。此外，联合用药可以更有效地完成以下工作（Hertoghe，2006 年）。

○　降低总胆固醇。

○　跟腱反射正常化。

○　预防甲状腺肿的形成。

○　一些临床研究表明，可以控制症状。

○　提高 $T_3$ 水平以更好地刺激心脏、肺、脾、肌肉、卵巢和肾上腺代谢。

其他医生可能不同意杜兰特–皮特菲尔德博士和赫托吉博士的观点，但是鉴于他们在甲状腺治疗领域很有经验，如果不能用只含 $T_4$ 的药物完全缓解症状，不妨和医生商量，尝试这个建议。

游离 $T_3$ 水平是决定是否需要使用纯 $T_4$ 药物或 $T_3/T_4$ 联合药物的关键因素。另一个考虑是对甲状腺治疗的反应。如果游离 $T_3$ 水平是稳健的（最好高于 350 pg/dL），而 $rT_3$ 水平又不高，医生可能希望患者先试着用仅含 $T_4$ 的药物治疗。如果还不能完全解决问题，那么最好试试 $T_3/T_4$ 联合用药，看看能不能得到更好的效果 —— 即使 $T_3$ 水平依然很高，而 $rT_3$ 却不高。

## 历史的观点

我在对激素健康的研究中，在 20 世纪早期的医学书籍中发现了一些信息，这些信息将这种情况置于一个独特的历史视角。1937 年，有报道称"合成甲状腺素（$T_4$）最近被引入，似乎相比干燥的腺体制剂没有任何优势 —— 事实上，大多数临床医生可能会同意它的价值明显较低"（Gardiner-Hill，1937 年）。另一位内分泌专家补充道，"'粗糙'的干燥甲状腺又回来了，取代了更精细的后代（$T_4$）。在内分泌学的历史上，这个循环已经重复了很多次，回顾它应该可以避免可能的错误，即舍弃一个经过验证真正有用的内分泌产品，而采用经过高度纯化的一小部分，其中精华的元素可能被丢弃了"（Harrower，1939 年）。看来我们现在还没有吸取教训！

# 为什么 $T_3$ 和 $T_4$ 在处方上会有争议

在美国，对许多医生来说，开只含 $T_4$ 的药品是一个与医疗标准相关的简单法律问题。"医疗标准"是指以"特定社区的普通、谨慎的医疗服务提供者的行医方式，是指在相同或类似的情况下，具有类似资质的从业人员规范管理患者的护理"（MedicineNet，2008 年）。如今，制药公司通过获得美国食品药品监督管理局对药物的批准推动其成为医疗标准，然后对这些疗法进行宣传，以便得到广泛使用。由于医疗事故保险在美国变得非常昂贵，被起诉的风险又非常之高，使得医生谨慎并坚定地坚持这些疗法以降低医疗事故。

这是一个可以理解的顾虑，所以为了确保能获得最好的激素治疗（可能不是用只含 $T_4$ 的药物的标准疗法），需要在承担治疗责任方面同意与医生配合。为了尝试 $T_3$/$T_4$ 联合药物，可能需要签署一份弃权书或知情同意书，说明患者知道正在尝试一种非标准治疗方法，并且已经得到有关此事的通知。

另一个问题是，医学界对最流行的 $T_3$/$T_4$ 联合用药有很多困惑。多年来，生产合成甲状腺药物公司的药品销售员一直告诉医生，他们的药品优于由猪甲状腺制成的干燥甲状腺产品。他们还声称这些产品不稳定，由于这些销售代表是大多数美国医生了解药物信息的来源，许多医生相信这是真的，并向患者重复了这些担忧。尽管猪甲状腺制成的干燥甲状腺产品疗效记录远好于只含有 $T_4$ 的药物。与此同时，尽管有这样的传闻，但由于在女性患者中的良好口碑，干燥甲状腺药品已经变得越来越受欢迎。

# 市场上的甲状腺药品

市场上有三类补充甲状腺激素的产品：有多种品牌和通用版本的只含 $T_4$ 的药品，$T_3/T_4$ 组合药品，以及只含 $T_3$ 的药品。只含 $T_3$ 的药品可单独使用或与只含 $T_4$ 的药品一起使用。

## 只含 $T_4$ 的药品

只含 $T_4$ 的药物通常以微克计量，有时也以毫克计量。若要将毫克转换为微克，请将小数点向右移动 3 位。例如，0.15 毫克是 150 微克。大多数医生建议每磅（1 磅 ≈ 0.45 千克）体重服用 1 微克。所以如果体重是 125 磅，最终可能会服 125 微克 $T_4$。和所有的甲状腺药物一样，医生可能会建议从较低的剂量开始服用，然后慢慢提高剂量，直到找到最佳剂量。许多医生从 25～50 微克开始尝试，1～2 周后增加 25 微克，直到症状消失。如果开始接受只含 $T_4$ 药物的治疗，而症状没有得到缓解，那就试试 $T_3/T_4$ 组合药品吧。

## $T_3/T_4$ 组合药品

有些产品同时含有 $T_3$ 和 $T_4$，但比例不同。Armour Thyroid（美国一种常用于治疗甲状腺疾病的药物）是这类产品中最受欢迎的，含有约 80% 的 $T_4$ 和 20% 的 $T_3$，也有少量的 $T_2$ 和 $T_1$。当然，还有其他类似的产品可供选择，还有合成的 $T_3/T_4$ 组合药品，如复方甲状腺素（Thyrolar）。

布罗达·巴恩斯博士是甲状腺研究的早期先驱，在 20 世纪 60～70 年代，他治疗了数千名甲状腺功能减退症患者。他常使用 Armour Thyroid，并提出了以下寻找正确剂量的指导原则：6 岁以上的儿童应该从 30 毫克开始，青少年和成人应该从 60 毫克开始，块头非常大的成人应该从 120 毫克开始。他观察到，大多数患者在服药 1～2 个月后会意识到症状的变化。如果服药 2 个月后症状没有缓解，他建议重新评估剂量，通常青少年剂量增加 30 毫克，成人剂量增加 60 毫克。他说，大多数成年患者需要的剂量不超过 120 毫克，只有偶尔有人需要高达 240 毫克的剂量（Barnes & Galton，1976 年）。这些信息作为传闻数据是很有趣的，但需要与医生一起评估个体需求和最佳剂量水平。

## 只含 $T_3$ 的药品

如果患者用只含 $T_4$ 的药品治疗不能完全缓解症状，有些医生更愿意在患者服用只含 $T_4$ 药物的治疗中加入只含 $T_3$ 的药物。对有的人来说，这可能是一个很好的解决方案，但正确的 $T_3$ 剂量很重要，因为它作用更快，分解也更快，半衰期约为 7 小时，而 $T_4$ 的半衰期为 7 天。因为 $T_3$ 作用速度快，所以有明显刺激作用。服用过多可能引发甲状腺功能亢进症症状，如脉搏加快、心跳过强、心悸、紧张、震颤、感觉太热或汗湿、盗汗、失眠等（更全面的列表见本章后面的文本框）。

新的研究表明，纤维肌痛和慢性疲劳综合征等疾病可能对高剂量只含 $T_3$ 药物的治疗有良好反应。有人认为这些疾病可能是由外周甲状腺抵抗引起的，身体对甲状腺激素的反应会减弱。这种情况已被证明，对缓

慢增加的 $T_3$ 剂量有良好的反应（Lowe，2000 年）。另一个似乎对只含 $T_3$ 的药物治疗有良好反应的情况是 $rT_3$ 水平极度升高。在这种情况下，增加更多的 $T_4$ 可能导致更多的 $rT_3$ 转换，进一步阻碍身体使用现有 $T_3$ 的能力。由于 $T_3$ 半衰期短，刺激作用强，大多数使用该疗法的医生会建议每天多次小剂量服用，而不是一天一剂。

# 甲状腺激素治疗的几个细枝末节

甲状腺激素治疗是一个个性化的过程。如果不经过反复试验，就不可能知道正确剂量。事实上，化验结果在确定合适剂量和管理正在进行的治疗方面能提供的帮助微乎其微。常见的情况是，将甲状腺激素逐渐增加到一个最佳的剂量来解决问题，但如果随后的血液检测显示促甲状腺激素水平低，医生会降低药物剂量。正如所料，降低剂量会导致症状复发。如果发生这种情况，可能得坚决要求医生保持之前曾成功解决问题的最佳剂量。但是，如果开始出现甲状腺功能亢进症的症状，比如文本框中列出的症状（只要不是由肾上腺功能不足引起），那么保持较低剂量是合适的。

---

如果开始服用甲状腺激素或在增加剂量，应该记住以下甲状腺功能亢进症的症状。如果在开始甲状腺激素治疗后出现下列任何症状，请立即通知医生，然后与他一起调整剂量。

○ 气喘吁吁　　　　　　　　　　○ 疲劳

---

---

- ○ 心悸和（或）心率加快　　　○ 不耐热
- ○ 大便增多　　　　　　　　　○ 失眠
- ○ 易怒　　　　　　　　　　　○ 肌肉无力
- ○ 紧张　　　　　　　　　　　○ 皮肤温暖潮湿
- ○ 手颤

---

为了确保化验信息有用，在进行血液检测抽血之前，切勿服用甲状腺相关药物，因为这将导致结果不准确。最好在检查前 24 小时服用最后一剂。

由于担心骨质疏松和心脏病，大多数医生对高剂量甲状腺激素（尤其是同时使用 $T_3$ 和 $T_4$ 时）持谨慎态度。骨质疏松似乎是一个不存在的风险，除非实际上剂量已经大到导致了甲亢。为了防止医生觉得他在这方面需要承担任何不必要的责任，可以主动要求做一个简单的氨基末端肽（N-telopeptide）检查。此测试用来确定是否由于新陈代谢增加导致流失骨质的速度快过重建骨骼的速度。

甲状腺激素治疗唯一与心脏相关的顾虑是在心脏严重受损的情况。如果有心脏病病史，在开始甲状腺激素治疗之前，应该和医生一起评估心脏功能。另一方面，临床研究表明，$T_3$ 水平低是"心脏病患者死亡的有力预测指标，可能直接与心脏病患者的预后不良有关"（Iervasi 等，2003 年），所以甲状腺激素治疗可能对这些人中的大多数非常有益。最好的做法是极其谨慎地和医生一起从很低的剂量开始尝试，慢慢增加剂量。

无论决定使用哪种甲状腺药物，实际上都是一个好主意。如果新陈代谢已经被抑制了一段时间，那身体可能需要一段时间才能适应增长的代谢率对它提出的更新、更高的要求。

# 肾上腺有问题时甲状腺功能减退症的治疗

鉴于甲状腺和肾上腺之间的关系密切，需要注意补充甲状腺激素对肾上腺功能的影响。作用原理就是，补充甲状腺激素会加快新陈代谢，对全身各系统提出更高的要求，如果肾上腺有问题，这会给肾上腺带来额外的压力，要求肾上腺增加激素的分泌。如果肾上腺本来就已濒临崩溃，这会让它越来越疲惫，让人感觉越来越糟（更累、更疼痛等）。这种情况发生时，人往往认为甲状腺治疗使他们感觉更糟，而不是更好，并因此停止服用甲状腺药物，丧失让自己最终感觉更好和恢复健康的机会。

如果开始服用甲状腺激素后收效甚微，或者即使服用很低剂量也出现了甲亢症状，很可能问题是肾上腺功能不足（第 9 章详细讨论了这一点）。如果发生了这种情况，一定要和医生一起评估肾上腺功能不足是否是背后原因。

还有一种情况，值得引起注意，在开始服用甲状腺药物后感觉很好，但在 1～2 个月后，随着剂量增加，感觉却变坏了。这通常是因为肝脏在新陈代谢率提高的刺激下开始清除体内储存的皮质醇的速度快于肾上腺产生皮质醇的速度，最终导致皮质醇短缺。因此在甲状腺激素治疗 2～3 个月后，重新检测皮质醇水平很重要。这时的皮质醇水平只有开始治疗时候的 50% 并不罕见，说明有潜在的肾上腺素缺乏状况。

## 增加药品剂量会发生什么

一开始接受甲状腺激素治疗会感觉很好，并且随着剂量的增加，持续获得更多的益处，直到找到最佳剂量。然而，大多数人服用甲状腺激素都会经历症状反复的过程。一般来说，对于第一次进行甲状腺激素治疗的人，医生开始使用 30 毫克药物或 25～50 微克的左甲状腺素（Synthroid）。因为这些初始剂量很低，在开始增加剂量之前可能不会注意到差异。

如果确实感觉到健康有所好转和一些症状得到缓解，但这种感觉在几天或一周后消失，不要惊慌。这意味着药物剂量太低了，现在身体已经将新陈代谢调高了一个档次，想要更多的甲状腺激素。这时候，医生通常会继续增加剂量。在这个过程中，与医生密切配合，尽快、无痛地解决问题，以及确保不会患上甲状腺功能亢进症，都是非常重要的。剂量过高反而会使这个过程有点倒退，因为需要降低剂量，直到过度刺激消退，然后重新开始一轮试验和试错，以找到最佳剂量。这个过程最好是慢慢地、平稳地进行，这样不会突然对身体和它被压抑的新陈代谢产生过多的需求。

需要注意的是，如果血液检测没有明显的甲状腺功能减退症问题，并且医生正在进行一个激素治疗的试验，看看是否是甲状腺功能障碍导致的症状，那么在开始甲状腺激素治疗后，要对是否实际上感觉更差保持警觉。如果有本章末尾的"问题排除"部分中所提示的无法解决、并继续恶化的症状，例如，脱发或疲劳加剧，可以假定甲状腺疗法并非针对病情的正确解决方案。如果没有甲状腺功能减退症，千万不要为了减肥服用补充甲状腺激素。如果甲状腺功能障碍不是体重问题的根本原因，补充甲状腺激素会导致心悸和紧张等不良反应，但不会出现期望的体重减轻。

## 给药提示

研究表明，成功的甲状腺治疗的关键是坚持服药。换言之，应该每天以同样的方式在同一时间服药，例如，不和食物一起服用，不咀嚼或直接吞咽药物，等等。更改这些变量可能会出现反复无常的结果。

大多数人报告在早上（至少在进食前半小时）服用甲状腺药物有良好的治疗效果。最近的一项小型研究发现，与早上服用相同剂量的药物相比，在睡前服用只含 $T_4$ 药物可导致较高的游离 $T_4$ 水平和较低的促甲状腺激素水平（Bolk 等，2007 年）。这表明晚上服用该药物可能会更好地吸收，但还需要更多证据来证实这个发现。如果早上服用甲状腺药物并且没有完全缓解症状，则可以考虑尝试睡前服药。

但是这些发现可能不适用于 $T_3/T_4$ 组合疗法或纯 $T_3$ 疗法。实际上，在晚上服用 $T_3$ 不是一个好主意，因为它具有更强的刺激作用，可能干扰睡眠。有些医生建议，每天服用不止一次含 $T_3$ 的甲状腺药物。

## 从一种药物转换到另一种药物

如果曾经尝试过一种只含 $T_4$ 的药物，但它并没有解决问题，可以考虑转换为 $T_3/T_4$ 组合药品，这可能非常有帮助，但在更换药物时，需要与医生密切配合。如果走这条路，有几件事要特别注意。

首先，让我们来看看确定 $T_3$/$T_4$ 组合药品的等效剂量所涉及的数学计算。以 Armour Thyroid 为例进行说明：1 粒剂量为 60 毫克，含有 9 微克的 $T_3$ 和 38 微克的 $T_4$。为了在 $T_4$ 药物和组合药物之间进行转换，考虑到 $T_3$ 的效力大约是 $T_4$ 的 4 倍。因此，将 $T_3$ 的 9 微克乘以 4 并加到 $T_4$ 的 38 微克中：9 微克 ×4=36 微克，36 微克 +38 微克 =74 微克，即需要 74 微克 $T_4$。不过，这只是一个近似值。实际效果因人而异，这也是在从一种药物转换到另一种药物的过程中，需要与医生密切合作的原因之一。医生可以评估症状以及症状是否有所改善，也可以要求后续的化验，以获得更多反应的数据。

另一个需要考虑的是，$T_3$ 比 $T_4$ 的起效速度快得多，所以需要确保新的药物不会产生过度刺激。如前所述，许多医生建议每天多次服用小剂量的药物来解决这个问题。此外，$T_3$ 的吸收通常比 $T_4$ 好，因为 $T_4$ 的吸收受更多因素影响，比如吃了多少食物、年龄和吸收能力等，这些因素可能会受到肠道健康和其他问题的影响。

## 保护甲状腺药物

甲状腺激素很脆弱，容易降解。为了让甲状腺激素在身体中保持比较稳定的水平，而不是上下浮动，应该了解一些保护措施。首先，尽量确保购买的产品没有在药房货架上受到温度和湿度的极端变化的影响。在美国，有的甲状腺药物通常以千粒装容器运往药店，然后定期打开这个容器来配药。受天气、药房条件等影响，这种甲状腺药物可能会失去效力。

另一个需要特别关注的因素是保质期。容器放在货架上的时间越长，药物越久，可能药效越低。当然，人们通常不知道药物容器在架子上放了多长时间，也不知道药房里的条件如何。确保药品质量的最简单方法是要求药剂师给你一盒生产商原装的未开封的药物。如果药剂师不能做到这一点，一定要求他们在容器上注明日期，因为小药店货架上的千粒药丸容器可能已经放了很长时间。

如何储存药物也很重要。要存放在室温条件下温度比较恒定的地方。保持容器密封以防潮。坐飞机的时候，不要把甲状腺药物放在托运行李里，因为它可能会在飞机的行李舱里经受巨大的温度变化。

## 与其他物质的相互作用

许多药物以及一些维生素和矿物质，可以与甲状腺药物相互作用，往往会干扰吸收，并可能成为药效不理想的原因。

**矿物质**　铁和钙会干扰甲状腺激素补充剂的吸收和利用。这些矿物质应该在服用甲状腺药物的 2～3 个小时前后服用。不要忽视不太明显的补充剂来源，如复合维生素和其他可能含有铁或钙的食物。

**药物**　有些药物已被证明会损害甲状腺激素治疗的效果。由于新药上市的频率很高，而且正在进行的研究将揭示更多关于药物及其相互作用的信息，因此将下面的列表视为起点很重要。如果正在服用除甲状腺激素以外的其他药物，请务必咨询医生或药剂师。

○ 氟喹诺酮类抗生素，如已知环丙沙星会干扰甲状腺治疗（Cooper 等，2005 年），方式可能是减少甲状腺药物的吸收。环丙沙星主要用于治疗肺炎、尿路感染和性传播疾病。与甲状腺药物间隔至少 6 小时服用才不会有干扰效果，所以服用这类药时尽量与甲状腺治疗时间间隔开来。

○ 只使用雌激素的激素替代疗法或使用避孕药可能需要增加甲状腺激素的剂量（Arafah，2001 年）。

○ 抗抑郁药舍曲林（Zoloft）、帕罗西汀（Paxil）和氟西汀（Prozac）可使甲状腺药物效果加强或减弱，具体情况取决于个体。在甲状腺药物治疗期间，开始或停止服用这些药物时，需要特别密切监测。

○ 硫糖铝（Carafate），一种治疗溃疡的药物，会干扰甲状腺激素的吸收。

○ 降胆固醇药物胆甾胺（Questran）和鞘磷脂（Cholestid）会影响甲状腺药物的吸收。

另外，任何影响甲状腺的药物都可能损害甲状腺治疗的有效性。例如，磺胺药和抗组胺药会抑制甲状腺对碘的吸收。有关更多详细信息，请参阅第 5 章中的“药物”部分。

## 问题排除

理想情况下，开始甲状腺激素治疗会迅速缓解症状，极少出现问题变得更严重的情况。但是，正如我们所知，现实世界并不总是以这种理想方式运行。如果一开始遇到困难，请不要灰心。以下疑难解答提示将有助于识别和解决一些最常见的问题。

由于甲状腺激素过量和皮质醇缺乏是下文讨论的许多问题的可能原因，以下是针对这两个问题的一些提示。为了确定是否是补充甲状腺激素过量导致的问题，请寻找其他过度刺激的迹象，包括燥热、紧张和失眠。

皮质醇缺乏或肾上腺问题，会导致人对甲状腺激素治疗产生不耐受，以致很快就会出现甲状腺功能亢进症的症状。如果是这种情况，必须先解决肾上腺素缺乏，才能成功地进行甲状腺治疗。为了确定是否存在皮质醇缺乏的问题，需要寻找其他皮质醇水平低的迹象，如疲劳、低血压、过敏和易怒。

关于肾上腺功能的详细讨论，以及症状评估、在家里可以做的简单测试、化验和皮质醇缺乏症治疗的详细信息，请参见第 9 章。

以下问题排除建议由蒂埃里·赫托吉博士在《激素手册》（*The Hormone Handbook*，2006 年）中提出，该手册是他为医生提供的激素治疗的指导。对每一个问题，都会列出从最常见的到最不常见的潜在原因。

| 问题：出现心脏受刺激的迹象，如即使服用低剂量药物也会出现心悸 | |
| --- | --- |
| 可能的原因 | 解决办法 |
| 皮质醇缺乏 | 补充肾上腺素，纠正皮质醇缺乏 |
| 服用甲状腺激素过量 | 与医生配合，降低甲状腺激素的剂量 |

| 问题：头痛 | |
|---|---|
| **可能的原因** | **解决办法** |
| 甲状腺激素过量 | 与医生配合，降低甲状腺激素的剂量 |
| 皮质醇缺乏 | 补充肾上腺素，纠正皮质醇缺乏 |
| 接触有毒化学品 | 考虑进行血液检测，以确定体内是否有过量的化学污染物，如汞、镉和其他重金属 |
| 雌激素水平低 | 检测雌激素水平，以确定是否有雌激素不足的问题，并与医生配合，补充生物等量的雌激素进行纠正 |

| 问题：腹泻 | |
|---|---|
| **可能的原因** | **解决办法** |
| 服用甲状腺激素过量 | 与医生配合，降低甲状腺激素的剂量 |
| 皮质醇缺乏 | 补充肾上腺素，纠正皮质醇缺乏 |
| 镁或铁补充过量 | 停止服用镁或铁补充剂，或降低剂量 |
| 食物不耐受或过敏 | 避免食用有问题的食物，并考虑进行检测以确定是否有其他食物可能引起炎症或过敏反应 |
| 酵母菌或细菌感染 | 治疗肠道酵母菌过度生长或细菌感染 |

| 问题：雌激素水平低的症状，如潮热、乳腺组织缺失、脸色苍白、头痛、闭经或月经过少、月经周期缩短至少于 21 天 | |
|---|---|
| **可能的原因** | **解决办法** |
| 甲状腺激素加速了雌性激素的代谢，使雌性激素迅速从体内清除，导致雌激素不足 | 补充雌激素和孕酮，如果这还不能纠正问题，可以尝试降低甲状腺激素的剂量 |

| 问题：节食减肥失败 | |
|---|---|
| 可能的原因 | 解决方法 |
| 低热量和高蛋白 / 低碳水化合物的饮食都会减缓 $T_4$ 向 $T_3$ 的转化，因此可能没有足够的 $T_3$ 来增加新陈代谢和帮助减肥 | 如果效果有限，在这种饮食 1 周后，将甲状腺激素剂量增加 15%～30%；另一种选择是使用 $T_3/T_4$ 联合药物，而不是仅使用只含 $T_4$ 的药物 |

# 接下来是什么

　　寻找甲状腺激素的最佳剂型和剂量可能需要尝试几种不同的药品、剂量和服药时间。这个过程可能需要几个月——这也是找一个合适的医生是如此重要的另一个原因。需要找到一个合格的内分泌医生，他不仅会在医疗方面给予指导，而且会鼓励和支持患者度过这个有时令人沮丧的过程。在前期需要投入时间去向不同的医生求助，直到找到合适的合作伙伴。这将有巨大的回报，帮助患者尽快解决问题。

　　一个有效的治疗方案可以在很大程度上缓解症状。然而，潜在的生活方式因素，如不良的饮食或缺乏锻炼，可能是造成这一问题的原因，并可能长期存在。下一章将介绍如何支持甲状腺功能以及整体健康。

# 本章要点

- 找出甲状腺激素的最佳剂量，这应该是一个个性化的过程。如果不在反复试验的同时仔细观察症状，根本无法知道正确剂量。检查结果对找到理想剂量或管理正在进行的治疗几乎没有帮助。

- 甲状腺激素产品包括仅含 $T_4$ 的药物，如左甲状腺素（Synthroid）；仅含 $T_3$ 的药物，如碘赛罗宁（Cytomel），可单独使用或与 $T_4$ 药物一起使用；以及 $T_3/T_4$ 组合药物，有合成形式和腺体提取物形式，如著名的 Armour Thyroid。

- 根据个人需求选择合适的甲状腺药物对甲状腺激素治疗的成功至关重要。如果由于压力、饮食、疾病，或由于过量产生 $rT_3$ 而无法将 $T_4$ 转化为 $T_3$，那么用仅含 $T_4$ 的药物可能无法缓解症状。使用只含 $T_4$ 的药物还是 $T_3/T_4$ 组合药物的决定因素应该是游离 $T_3$ 水平或对只含 $T_4$ 药物的治疗反应。

- 许多药物会与甲状腺药物相互作用，导致甲状腺治疗效果不理想。

第 8 章

# 支持甲状腺功能的方法

美国疾病预防控制中心将有毒金属列为对儿童的头号环境健康杀手，汞、铅、砷和镉都排在毒性大的前八位；铬也在名单上"名列前茅"（Agency for Toxic Substances and Disease Registry，1999 年）。这些有毒金属会引起疲劳、疼痛、睡眠障碍、抑郁等严重身心问题以及胃肠道和神经系统问题。

通过良好的饮食习惯、良好的生活方式和避免接触有毒化学物质来支持甲状腺和内分泌系统健康是至关重要的。常年甲状腺功能异常（可能还有其他激素缺乏）、不良饮食、过量饮酒、缺乏锻炼、接触有害化学物质或压力过大都会影响新陈代谢。根据成因的性质，伤害可能需要经过数年时间的积累，也可能在短短几个月内发生。

毫不奇怪，代谢损伤的症状与甲状腺功能异常的症状几乎相同，因为两者都是代谢率不足。同样的，生活方式和饮食的一些基本改善也能让甲状腺功能和新陈代谢从中受益。这比想象的要容易 —— 也是确保未来摆脱通常认为与衰老有关的许多疾病和状况的重要第一步。没必要假定自己最终会不可避免地患上阿尔茨海默病、肥胖、慢性疼痛、心脏病、神经系统疾病、癌症，或是出现骨质疏松、骨折。

本章将仔细研究有助于重建新陈代谢功能的生活方式，但所有这些信息都可以概括成一些常识性的建议。

❏ 减轻或有效管理压力。

❏ 改善饮食和营养状况。

❏ 保持足够的休息和睡眠。

&#9675;　保持积极的心态。

&#9675;　避免接触有害化学物质。

# 饮食与营养

如果存在甲状腺功能问题，或者只是想改善甲状腺健康，选择正确的饮食是非常重要的。因为甲状腺功能减退症使人体无法很好地吸收营养，这种情况下吃什么尤其重要。均衡饮食，根据需要服用补充剂，将有助于重建受损的新陈代谢。

## 最佳平衡

正如在生活的许多其他领域一样，平衡是选择支持甲状腺和其他内分泌系统的食物的关键。人体需要蛋白质、脂肪和复合碳水化合物的正确平衡。许多营养学家认为，以每天消耗的热量计算，最理想的比例是大约26% 的脂肪、37% 的复合碳水化合物（主要以蔬菜和全谷类的形式）和37% 的蛋白质。最好每顿饭都有脂肪、复合碳水化合物和蛋白质这三种成分，这样血糖水平比较平稳。过多的碳水化合物和过少的脂肪会引起血糖水平频繁波动。同样，平衡是关键，因为大脑只使用碳水化合物作为燃料，而不是蛋白质或脂肪，所以摄入足够的碳水化合物也是至关重要的。

过去 20 年来，脂肪一直被妖魔化，部分原因是热量高。当热量计数成为时尚时，人们认为同等重量的脂肪比蛋白质或碳水化合物会导致更多的体重增加，因为每克脂肪含有 9 卡路里（1 卡路里≈4.19 焦耳）热量，而每克蛋白质或碳水化合物含的热量只有 4 卡路里。此外，人们相信含高胆固醇的饱和脂肪会以某种方式附着在血管壁，引发心脏病。这种信念导致许多人避免食用饱和脂肪，转而食用不饱和脂肪。同时，人们却报复性地拥抱碳水化合物，吃过多意大利面、土豆、米饭和面包。随后，研究证明，过量的精制碳水化合物，如糖和白面，也是胆固醇水平升高和心脏病的罪魁祸首（Liu 等，2000 年）。此外，充足的优质脂肪对良好的甲状腺功能至关重要。

"优质"是重要的限定词。应该不惜一切代价避免反式脂肪和氢化油，因为它们对健康非常不利。饱和脂肪，如黄油和椰子油，在适度的情况下对身体健康有益。因为它们在高温下更稳定，所以是烹饪的好选择，单不饱和脂肪也是，比如橄榄油。当然，在亚麻子油和冷水鱼中富含的 ω-3，现在因其有益健康也广受赞誉。大多数人可能需要在饮食中更多地食用这些健康脂肪，但要避免加热亚麻子油（以及其他富含多不饱和脂肪的油），因为它们很容易被破坏。

最近，碳水化合物也被诋毁了。事实上，与脂肪一样，质量至关重要，区分两种不同类型的碳水化合物（简单和复合的）以及区分精制加工食品和全谷物食品，尤为重要。

简单碳水化合物是由单个糖分子或两个糖分子结合在一起构成的。它们存在于许多食物中，从水果到牛奶，当然还有精制糖，它们可以迅速被血液吸收。复合碳水化合物也由糖组成，但是糖分子被串在一起形成更长、更复杂的链，所以它们被吸收到血液中的速度更慢。另外，许多富含复合碳水化合物的食物，如全谷类、豆类、蔬菜和豌豆，含有大量膳食纤维，这些膳食纤维会使血糖升高速度更慢。这会使血糖水平更稳定，从而使胰岛素释放减少、减慢。

当食物经过精制和加工成诸如白米、白面、糖等时，许多食物对健康的益处都会丧失。加工过程剥去它们富含膳食纤维的外壳。而谷物，还会剥去富含营养的胚芽。这也会使它们导致血糖迅速上升。这些食物对身体是非常不利的，因为它们的许多有价值的维生素和矿物质，以及人体消化所必需的酶都被去掉了。这迫使身体从自身抢夺这些物质来处理这些精制碳水化合物，所以精制碳水化合物对身体有负面影响，而不是正面影响。

## 当心时尚饮食

在人们体重日益增长的现代社会，时尚饮食是一个事实：高蛋白质 / 低碳水化合物饮食、低蛋白质 / 高碳水化合物饮食、低脂肪饮食、饥饿饮食……这些主题无穷无尽。数以万计的美国人可以证明这样一个事实：从长远来看，这些饮食对控制体重而言并不会起作用，尽管他们通常认为这是意志力的问题。事实上，这个问题更多的是与生物化学有关，因为许多这类饮食会损害甲状腺功能。

近年来非常流行的所有这些饮食中最大的问题之一是它们营养不均衡。食用过多比例的任何一种食物，无论是脂肪、碳水化合物还是蛋白质，都会剥夺其他一种或多种营养的摄入量，而所有这些营养对于良好的甲状腺功能缺一不可。

> 如前所述，简单的热量限制也是有问题的。遇到的令人沮丧的生物学现实是，过于激进地减少食物摄入时，身体会认为它处于饥荒状态，并产生过多的 rT3 来减缓新陈代谢。这使我们能够生存到食物再次充足的时候，但不会导致体重下降，只会出现甲状腺功能减退症的各种症状，如脱发、感到寒冷和疲倦。

另一个问题是，当吃精制碳水化合物时，肌肉细胞能储存的葡萄糖量是有上限的。一旦它们吃饱了，身体必须释放更多的胰岛素来平衡葡萄糖。这会导致血糖波动过大，变得渴望咖啡因、糖和简单的碳水化合物，如果这样的循环持续下去，最终将使人走上 2 型糖尿病的道路。如果吃了很多精制的碳水化合物，并经历了似乎无法控制的食物渴望，应该认真考虑在一段时间内完全停止摄入，以使血糖和胰岛素水平正常化。

## 其他准则

一个简单的规则是吃尽可能接近自然状态的食物。在碳水化合物方面，选择全谷物和全谷物产品，而不是精制碳水化合物。可能的话，最好选择有机食品，这将避开那些对内分泌有干扰的化学物质，这些化学物质会用于处理非有机农产品。

甲状腺功能减退症患者应该避免吃一些食物：卷心菜、大头菜、萝卜和大豆等，因为它们含有致甲状腺肿大的物质，这是一种天然存在的抑制甲状腺功能的物质。可以在网上找到这类食物的详尽清单，但事实是，营养均衡再次成为关键。总体而言，这些食物对人体有益，所以如果吃得适量，应该不会有问题。不过，大豆存在的另一个问题是，大豆会干扰肠道对碘的吸收，这也会损害甲状腺功能。20 世纪 50 年代，因为对牛奶过敏而改喝豆奶的婴儿，更易患上碘缺乏症。这个问题是通过在婴儿配方豆奶中添加碘解决的。

用餐时间也很重要。如果可能，应该少量多餐，而不要每天三顿大餐。少量多餐有助于保持血糖平稳，并使新陈代谢以稳定的步伐勤奋向前。另外，血糖波动可能会导致疲劳和脑雾，这些症状还是避开为妙。

## 底线

外面所有不断变化的营养信息可能让人困惑，甚至即使人们了解了以上讲述的基本知识，可能还是不清楚什么才是真正的最佳饮食。以下是一些基本的饮食建议，应该尽可能遵循。

○ 限制食用精制碳水化合物和糖，用复合碳水化合物（全谷物）代替。这对整体健康和减肥都很重要。

○ 多吃水果、蔬菜和其他高膳食纤维食物，保持肠道清洁，促进消化道中有益菌群的生长。

○ 食用适量的动植物来源的优质蛋白质（大约手掌大小）。鱼和家禽是最优质的动物蛋白质来源。坚果和豆类是优质植物蛋白质的来源。

○ 选择健康来源的脂肪，如坚果、坚果黄油、牛油果、橄榄油和其他植物油（包括沙拉酱中的）。确保包括足量富含 ω-3 的油脂，并远离所有反式脂肪酸。

○ 限制食用精制的加工食品和快餐，这些食品通常含大量糖和化学物质。

○ 限制软饮料，因为它们会从骨骼中滤出镁和钙。不要喝无糖软饮料，因为其中添加了化学物质！

○ 喝足量的无氯水和无氟水；建议每天至少喝 8 杯。

○ 可能的话多吃有机食物以减少接触可能影响甲状腺和其他内分泌腺体的化学物质。

## 维生素和矿物质

即使是健康全谷物饮食，也可能导致营养不均衡。一个好的预防措施是服用复合维生素和矿物质。咨询营养专家以获得这方面的有益建议。

## 碘的重要性

碘的主要代谢功能是使甲状腺合成、储存和分泌甲状腺激素。摄入的碘，约 75% 进入甲状腺，其余进入肠道、乳房、胃、骨骼、结缔组织、细胞外液和鼻腔分泌物。

在美国，碘被添加到大多数食盐中，以确保人们在饮食中获得足够的碘。美国推荐的碘量是每天 150 微克，可以从 1/2 茶匙的碘盐中得到，孕妇和哺乳期妇女需要碘量更大，分别为每天 157 微克和每天 200 微克。

沿海地区富含碘的土壤中种植的水果和蔬菜，海鲜和海草（如海带）也是碘的良好来源。

如果患有甲状腺功能减退症，在饮食中摄入足够的碘是很重要的，但补碘也要特别小心。过量摄入碘实际上会降低甲状腺功能受损人群的甲状腺活动，特别是桥本甲状腺炎患者。如果补碘，要注意甲状腺功能减退症的迹象，并意识到它可能进一步损害甲状腺。

## 支持甲状腺的其他补充物

为了制造和利用甲状腺激素，还需要足够的下列营养素。

- 钙。
- 铬。
- 辅酶 Q10。
- 铜。
- 叶酸。
- 铁。
- 镁。
- 锰。
- ω-3 脂肪酸。
- 硒。
- 酪氨酸。
- 维生素 A。

- B 族维生素。
- 维生素 C。
- 维生素 E。
- 锌。

# 生活方式

有一些基本的常识：改善生活方式可以支持甲状腺功能和整个内分泌系统。

**保证足够的休息和睡眠**　试着每晚睡 7.5～8.5 个小时。对大多数女性来说，最起码的睡眠时间是每天 5 个小时，但很多人如果睡不到 8 个小时就会感到痛苦。

**保持活跃**　体育锻炼实际上可以增加能量消耗。而且，体育锻炼是减轻压力，甚至可以使肾上腺功能正常化的最佳方法之一。如果皮质醇水平过高，可以采取措施降低皮质醇水平；如果过低，则可以想办法提高。如果目前没有日常锻炼习惯，找个能坚持锻炼的最好办法是，看看喜欢做哪项运动，又能和自己的日程安排和生活方式契合。每天散步，这样简单的事情对身体非常有益，不仅对甲状腺功能有好处，而且还有助于预防抑郁症、心脏病、糖尿病和许多其他慢性疾病。

**减轻压力**　仔细看看是什么导致了日常生活中的巨大压力，并考虑是否可以做出什么改变来减轻压力。因为无法真正避开所有的压力，所以应花点时间学习压力管理，以更健康的方式处理压力。一个关键的策略是参加能减轻压力的活动。这是因人而异的，无论是和朋友共同进餐、冥想、祈祷，还是只是跷起脚来看肥皂剧，都要确保从繁忙的日程中抽出时间来进行缓解压力的活动。如果时间是一个很大的因素，记住，锻炼是一个非常有效的减压方法。腾出时间进行体育锻炼将一举两得——这是所有多任务在身者都喜欢的。

**避免酒精、兴奋剂和其他有害物质**　在寻求最佳甲状腺激素健康的过程中，有一些明显需要避开的物质。首先也是最明显的，是酒精。过量饮酒会直接损害甲状腺。避开咖啡因和其他兴奋剂也很重要，因为它们会提高肾上腺素水平，使肾上腺素在体内停留更长时间。这将耗尽身体的重要生化物质，并进一步损害新陈代谢。

# 避免重金属和有害化学物质

避免所有有害化学物质很重要，但这往往说起来容易做起来难。如今，人们生活的周围都是有害物质，包括重金属和其他有害的工业污染物和化学品，从家用清洁剂到针织物品，再到护理用品。

## 重金属

接触重金属，体内会出现复杂的连锁反应，包括激活免疫系统。这会导致下丘脑、垂体、甲状腺和肾上腺功能出问题。最常引起免疫反应的金属是镍、汞、铬、钴和钯。

美国疾病预防控制中心将有毒金属列为对儿童的头号环境健康杀手，汞、铅、砷和镉都排在毒性大的前八位；铬也在名单上"名列前茅"（Agency for Toxic Substances and Disease Registry，1999 年）。这些有毒金属会引起疲劳、疼痛、睡眠障碍、抑郁等严重身心问题以及胃肠道和神经系统问题。

众所周知，汞会扰乱内分泌系统，对内分泌系统和神经系统都会造成严重损害。研究表明，汞会导致甲状腺功能减退症、自身免疫性甲状腺炎和甲状腺核糖核酸损伤，并妨碍 $T_4$ 到 $T_3$ 的转化（Sterzl 等，2006 年）。汞通过干扰对碘的利用来阻止甲状腺激素的产生，并阻止甲状腺激素正常作用。这会导致甲状腺刺激不足，但甲状腺激素水平可能看起来正常。汞还会阻碍身体有效使用维生素 $B_6$ 和维生素 $B_{12}$、钙、镁和锌，这些对甲状腺功能很重要。

汞可以迅速穿透血脑-屏障，首先储存在下丘脑、垂体和枕叶（负责处理视觉相关的信息）中，会破坏这些区域以及血-脑屏障本身，使其他有毒金属和物质进入大脑。汞也会储存在甲状腺中，并对甲状腺造成损害。最常受到汞影响的激素是甲状腺激素、胰岛素、雌激素、睾酮和肾上腺素。汞的主要接触来源是牙科银汞合金和硫柳汞，硫柳汞是在疫苗和其他药物中使用的一种防腐剂。

铅也会对甲状腺产生毒性。临床研究表明，铅会提高促甲状腺激素水平，降低 $T_3$ 水平（Singh 等，2000 年）。铅对神经系统有众所周知的不良影响，其实，它也会损害内分泌系统，并可能严重影响生殖功能，以及生殖器官和组织。

通过多种来源可以接触到工业污染物镉，镉存在于汽车尾气、工业废料、香烟烟雾、污水污泥、电池和肥料中。饮用水和粮食作物可能被镉污染。超标的镉不仅会导致甲状腺异常，还会导致肾脏和肝脏损害，以及贫血。

如果有甲状腺功能减退症的症状，请医生检测体内有毒金属的含量是很重要的，因为它们会损害内分泌系统和神经系统。最好的方法是做一个尿液检测。在这个检测中，服用一种含有可与重金属结合物质的药丸。这会诱导重金属从尿液中排出，进而可以测量它们的含量。如果水平升高了，应该配合医生一起降低体内有毒重金属的含量。

## 有害化学品

有毒的化学物质和污染物进入身体，不断通过肾脏和结肠排出体外。但许多毒素能够模仿天然生化物质（包括激素）进入细胞壁。模拟激素的毒素进入细胞表面的激素受体部位，并阻碍身体消除它们的能力。这也会阻止激素与这些部位结合并发挥正常功能，导致细胞和组织损伤。

碘属于卤素的一类元素，卤素还包括氟、氯、溴，以及鲜为人知的砹。由于这些元素具有共同的特征，所以反应也很相似。因此，氟、氯和溴能与甲状腺中碘的受体结合，导致甲状腺激素产生减少。不幸的是，现在人们生活在充斥着卤素和含有卤素的化合物的环境中：自来水和牙膏中的氟（以氟化物的形式存在）；自来水、消毒剂、清洁剂和塑料中的氯；一些面包、溴化植物油（添加在软饮料中的乳化剂）、浴缸清洁剂、塑料、个人护理产品、药物、织物染料和阻燃剂中的溴。氟、氯和溴也与其他甲状腺疾病有关，除了甲状腺功能减退症，还有自身免疫性疾病，甚至甲状腺癌（Malenchenko、Demidchik & Tadeush，1984 年）。在数量足够多的情况下，碘会把过量的氟、氯和溴从身体中"赶"出去，使它成为一种极好的天然解毒剂。

含反式脂肪酸的食品是一个经常被忽视的有毒物质的来源。甲状腺不断受到化学物质和氢化油（反式脂肪酸）的攻击。氢化过程改变了脂肪的化学组成，延长了它们的保质期。然而，这种改变也会导致它们破坏细胞的正常功能，阻碍脂肪酸的利用，而脂肪酸对甲状腺功能至关重要。反式脂肪酸与其他各种健康问题有关，特别是心脏病。幸运的是，监管机构和食品制造商开始注意到反式脂肪酸的负面作用，因此反式脂肪酸的使用在不断减少。美国正在认真对待这件事，纽约成为第一个禁止在所有餐馆使用反式脂肪酸的州。同时，进餐前仔细阅读标签，并注意烘焙食品和快餐店是否用了这些有害脂肪。

# 修复代谢性损伤

长期患有甲状腺功能减退症，不良的饮食或生活方式，接触有毒化学物质，甚至这些因素相结合，会导致新陈代谢和免疫功能受损。这种损伤常表现为过敏、消化问题和念珠菌过度生长等。甲状腺激素治疗有助于恢复免疫功能，防止进一步损伤。重要的是，同时发现和治疗这些问题，对甲状腺功能减退症患者很重要。

## 过敏

30 岁以后容易发现，食用以前不过敏的食物后过敏了，最常见的是小麦、鸡蛋、奶制品、贝类、花生、大豆或茄科食物（如西红柿、辣椒）。食物过敏会引起多种症状，如胃部不适、头痛、鼻窦充血、疲劳，甚至抑郁，也会削弱免疫系统。

如果怀疑可能有食物过敏的情况，应该配合医生一起检查，或者试着不吃那些最有可能引起过敏的食物，包括任何在吃完后都会引起负面症状的食物。这种试错法，简单地说，就是停止吃某一种食物 7～10 天，每次只停一种食物。如果在这段时间后感觉好些了，说明可能这种食物过敏引发了身体不适。当把它们从饮食系统中剔除后，就会感觉好多了，并且整体健康状况有所改善。

## 消化问题

消化不良和肠道问题（包括肠易激综合征）可能由无法正常消化食物引起。维生素、矿物质和激素缺乏或失衡，胃肠道炎症往往导致胃酸和消化酶减少。这会损害身体从食物中获取所需营养的能力，并陷入恶性循环。使用补充消化酶和盐酸甜菜碱（betaine hydrochloride，本质上是胃酸），将有助于提高消化能力。

不过，这样治标不治本，只是权宜之计。需要找出消化问题的根本原因，而且这些问题可能会对肠道内壁造成损害。可能的原因包括使用抗生素、不良饮食习惯、寄生虫和感染病菌等。这些都会导致肠壁对未消化的食物、微生物或废物的渗透性增强（Martin，1995 年）。使用益生菌有助于平衡肠道菌群和修复肠道内壁，能够更好地完善消化功能和营养吸收。甲状腺或肾上腺功能障碍，或其他内分泌失调，可能是所有这些问题的根源，必须检查和治疗这些缺陷，以获得持久的效果。

## 念珠菌或酵母菌过度生长

白色念珠菌是一种属于酵母菌家族的真菌。如第 5 章所述，它可能存在于身体的各部位，包括消化道。肠道中的酵母菌数量是由良性微生物控制的。如果这些微生物群被破坏（通常是因为服用抗生素），念珠菌的生长会失控并释放毒素，会损害中枢神经系统和免疫系统。与念珠菌过度生长有关的一些疾病包括精神错乱、攻击性行为、注意力不集中、多动、嗜睡、易怒、头痛、便秘、腹胀、胃痛、疲劳和抑郁等。念珠菌过度生长也有损甲状腺。

## 线粒体修复

线粒体是我们细胞中的能量发生器，可能因多种原因而受损，其中一个主要原因是长期患甲状腺功能减退症。在甲状腺激素治疗的配合下帮助身体修复线粒体是很重要的。几种补充剂，包括乙酰左旋肉碱（acetyl-L-carnitine，ALC）、肌肽（carnosine）、牛磺酸（taurine）、R-硫辛酸（R-lipoic acid）和 N- 乙酰半胱氨酸（N-acetylcysteine），可能有助修复线粒体。

## 简易念珠菌测试

这里有一个简单的测试，看看自己是否有念珠菌过度生长的问题：早晨醒来，在刷牙或进食之前，产生一些唾液然后吐到一杯清水中，需要覆盖水面。观察水杯 10 分钟，看有无以下现象。

○ 从唾液中流下细丝（像水母的触须）。

○ 水变浑浊。

○ 唾液沉到了玻璃杯底部。

如果有上述迹象，可能有念珠菌过度生长的问题，因为健康的唾液只会浮在水面上。如果测试或症状表明存在念珠菌过度生长的情况，应该从饮食中剔除所有糖和精制碳水化合物，以及任何含有酵母的食物，比如面包。这会使念珠菌饿死。与医生配合，找到最好的治疗方法解决这个问题，可能涉及使用某种抗真菌处方药物或非处方药。如果发现念珠菌生长过度，应该检查肾上腺功能，因为肾上腺功能不足往往是念珠菌过度生长的原因之一。

# 接下来是什么

补充甲状腺激素、良好的饮食和健康的生活方式对解决甲状腺功能减退症的症状有很大的帮助。然而，正如前面提到的，肾上腺功能受损会损害甲状腺健康，甚至阻止身体对甲状腺激素（包括补充的和身体自身供给的）做出充分反应。为了有效地治疗甲状腺功能减退症，必须同时进行评估和治疗肾上腺。下一章将对这一重要主题进行全面讨论，并提供症状评估。

## 本章要点

- 如果存在甲状腺功能问题，重建代谢功能是当务之急。关键的策略包括改善饮食和营养，获得足够的休息和睡眠，保持活跃，减少或管理压力，避免接触有毒物质。

- 高质量的蛋白质、脂肪和复合碳水化合物的平衡，才能更好地支持甲状腺功能和整体健康。一个好的目标是摄取 26% 的脂肪、37% 的复合碳水化合物（主要是蔬菜和全谷物）和 37% 的蛋白质（以每天消耗的热量计算）。

- 尽量避免接触重金属，如汞、铅和镉。如果有甲状腺功能减退症的症状，检测这些物质的含量是个好主意，看看是否重金属含量高加重了这些症状。

- 如果新陈代谢和免疫功能长期受损，这种损害常以过敏、消化问题和念珠菌过度生长等形式表现出来。

# 第 9 章

# 良好的肾上腺功能对身体影响深远

———————

甲状腺功能减退症会给身体带来压力。压力会使肾上腺加速运转，产生大量肾上腺激素，特别是皮质醇和肾上腺素。当压力持续的时候，这些激素长期过量分泌会让肾上腺不堪重负。

累吗？是不是感觉缺乏动力，不愿意参加锻炼，甚至都不想起床？渴望吃甜食吗？有过"神秘"的，令人苦恼的胃病吗？是否发现自己常因为一些小事变得无比烦躁，而以前遇到这些小事只不过是皱皱眉头？有位朋友曾告诉我，她多年来一直患有未确诊的肾上腺疲劳（adrenal fatigue），经常觉得自己想去咬人。说实话，当时我觉得她疯了，直到我自己也经历了肾上腺功能问题才能想象她的牙齿咬在别人手臂上的画面，并且非常理解她。

肾上腺在任何年龄对健康和幸福都是至关重要的，激素水平随着年龄或疾病发生变化，肾上腺激素尤为重要。肾上腺的重要性不仅在于管理日常生活中所承受的压力，而且在围绝经期卵巢分泌性激素下降时，它分泌的激素成为激素的主要来源。考虑到和卵巢的这种联系，女性比男性更容易患肾上腺疲劳，就不足为奇了。

肾上腺问题的严重程度，从轻度的可能引起混乱和苦恼到极端症状，甚至是致命的艾迪生病（Addison's disease）。肾上腺激素影响范围非常广：生理、情绪和心理功能，也会影响能量和性欲，还有导致体重增加的趋势。因此，即使是轻微的肾上腺激素缺乏，也会产生深远的影响。

# 肾上腺对甲状腺有什么影响

正如肾上腺和卵巢的功能密不可分一样，良好的甲状腺功能也是肾上腺维持正常功能必需的，反之亦然。最基本的一点是，甲状腺功能减退症会给身体带来压力。第 2 章讨论过，压力会使肾上腺加速运转，产生大量肾上腺激素，特别是皮质醇和肾上腺素。当压力持续的时候，这些激素长期过量分泌会让肾上腺不堪重负。不幸的是，这只是冰山一角。肾上腺功能下降时还会出现其他问题：没有足够的皮质醇，$T_4$ 就不能转化为活跃的 $T_3$，而辛苦制造的 $T_3$ 也不能结合到 $T_3$ 受体进入细胞。事实上，在肾上腺功能不好的情况下，受体本身可能会失效，甚至消失。甲状腺功能问题导致肾上腺过度活动，最终导致肾上腺不堪重负，损害肾上腺功能，导致甲状腺功能进一步恶化。想想都会让人筋疲力尽！

# 肾上腺激素

肾上腺有两部分：内部区域叫作髓质，产生肾上腺素和去甲肾上腺素；外层是皮质，产生皮质醇、醛固酮和脱氢表雄酮等激素。

## 肾上腺素和去甲肾上腺素

肾上腺素和去甲肾上腺素是人们常说的"战斗还是逃跑"激素。这个名字反映了它们的作用——应对危险。当面对突如其来或极端的压力，甚至是日常生活中的强烈情感时（比如恐惧或愤怒），会产生肾上腺素和去甲肾上腺素。这些激素会增加心率，升高血压和血糖水平。

## 皮质醇

皮质醇属于糖皮质激素类，简单地说，就是一种影响碳水化合物代谢的激素，并在较小程度上影响脂肪和蛋白质的代谢。身体不断产生皮质醇，皮质醇水平在早上是最高的，其水平会受疾病或压力的影响。

皮质醇是控制炎症和免疫反应的关键，帮助身体从各种压力中恢复。首先影响患病的概率，然后决定应对慢性病的能力。皮质醇影响脂肪的分布（尤其是腰部和面部两侧的脂肪），水平过高会导致腰围不断增长，脸部变得越来越圆润。一个夸张的例子是，持续使用泼尼松等强效皮质醇会导致"月亮脸"。另一方面，一旦到了肾上腺衰竭的阶段，人可能会变得很瘦，脸上的表现最明显。这就是为什么甲状腺功能减退症叠加肾上腺功能极低可能不会出现通常由甲状腺功能减退症引起的体重增加。皮质醇的重要功能是调节心血管和胃肠功能，控制血糖。因此，肾上腺功能低下会导致强烈食欲和低血糖症。

## 醛固酮

醛固酮是一类叫作盐皮质激素的激素中最重要的肾上腺激素。这些激素有助于调节钠和钾的水平，以控制血压、体液分布以及血液中电解质平衡。

### 脱氢表雄酮

脱氢表雄酮也是在肾上腺中产生的，与睾酮类似，是一种雄激素。雄激素是一类促进男性第二性征发育和维持的激素，在女性体内也有少量。脱氢表雄酮对肌肉和骨骼的形成很重要，对性欲、情绪和能量影响显著。

脱氢表雄酮还具有许多与皮质醇类似的重要功能。它有很强的抗炎作用，所有年龄段的慢性炎症患者的脱氢表雄酮水平都较低。脱氢表雄酮还支持免疫功能，有助抵御细菌和病毒疾病（Jiang 等，1998 年）。脱氢表雄酮的分泌量在 25 岁以后开始下降，如果肾上腺功能不足，则下降得更严重。

## 肾上腺功能失常会发生什么

面对压力源时，肾上腺最初会进入加速运转状态，并产生大量各种肾上腺激素，这些激素会引起生理变化，以助生存。皮质醇大量分泌导致呼吸频率加快、心率增加和血压升高，从而为身体提供更多的氧气和营养，以应对紧张的局面。与此相较，其他一些显得不那么重要的身体功能，如免疫功能、消化功能、激素分泌和组织修复，由于对生存的影响没那么关键，会减慢速度。

如果压力源不是压倒性的或持续不断的，或者饮食和生活方式非常健康，这种情况不会持续很长时间，并且不会对身体造成伤害。不过最终，持续的压力会导致肾上腺功能减弱。这种状态叫作肾上腺疲劳。

皮质醇不仅会出现过多或过少的情况，还可能出现生产模式紊乱的情况。皮质醇每天都有明显的生产模式，在醒后 1 小时内相当高，然后迅速下降，如下图所示。如果没有产生清晨的高峰，可能很难在早上开始工作。如果是这种情况，在清晨有很高的产量，但随后水平下降得太快，下午很早就会疲惫不堪。也可能有一个反向的模式：皮质醇水平在早上很低，在一天中增加，并在下午或晚上达到高峰，这会导致白天精力不足，然后在下午晚些时候开始感觉好些，晚饭后和晚上感觉最好。这可能导致无法正常入睡。

研究表明，50 岁的人夜间皮质醇水平平均比 30 岁的人高 10~12 倍。这会导致缺乏深度和安宁的睡眠，进而导致皮质醇水平更高（Laughlin &

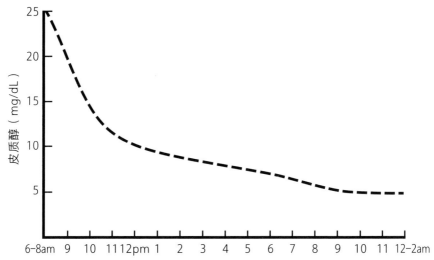

资料来源：Kathryn Simpson, Dale Bredesen. *The Perimenopause and Menopause Workbook*. Oakland，CA: New Harbinger Publications，2006.

**皮质醇生产模式**

Barret-Connor，2000 年）。这些紊乱的模式还会导致体重增加、血糖和胰岛素水平升高（增加患糖尿病的风险）、胆固醇和血压升高（导致心脏问题）。

## 并不总是越多越好

当肾上腺超负荷运转时，可能会出现各种不同的问题。皮质醇水平过高加上脱氢表雄酮水平过高提示，无论是身体上还是情绪上都在承受太大压力，肾上腺已经增加了激素输出，试图调节这种情况。皮质醇水平过高导致体重增加（尤其是在腰部）、妊娠纹、月经不规律、淤伤、肌肉减少、睡眠困难、情绪问题（如抑郁）和毛发过度生长（不幸的是，不是长在头顶部位，而是上唇和下巴等部位）。如果情况没有得到纠正，就会出现肾上腺疲劳。在这个阶段，脱氢表雄酮水平下降，皮质醇水平普遍保持在较高水平。如果发生这种情况，请与医生商讨补充脱氢表雄酮，因为这有助于抑制肾上腺功能，因为它产生的皮质醇超出了健康需求。

最后，如果压力持续，皮质醇水平也会下降，意味着如果不采取措施阻止皮质醇水平下滑，肾上腺将走向衰竭。虽然不是很常见，也存在这种情况：脱氢表雄酮仍然很高，而皮质醇水平却过低，这标志着将孕烯醇酮转化为皮质醇的潜在问题。孕烯醇酮是一种由胆固醇制成的激素，有时被称为"母体激素"，因为它是许多激素（包括皮质醇、醛固酮、孕酮、雌激素、睾酮和脱氢表雄酮）的前体或构件。根据甲状腺专家医学博士巴里·杜兰特-皮特菲尔德的说法，脱氢表雄酮升高，皮质醇降低，这种类型的障碍只能通过补充皮质醇来纠正（Durrant-Peatfield，2003 年）。

肾上腺紧张和加速运转，醛固酮水平可能会变得太高。醛固酮升高会导致高血压和低血钾，容易发生肌肉抽筋、肌肉无力、四肢麻木或刺痛。另一方面，当肾上腺过度疲劳而不能产生正常水平的醛固酮时，醛固酮水平也会降低。低醛固酮的症状是面部潮红、水肿，有积水的迹象，如手脚水肿。出现这些症状，应该一起检测皮质醇、脱氢表雄酮和醛固酮的水平，因为它们中可能有一个或多个过量。

## 压力与性别

最近的几项研究揭示了关于女性、压力和皮质醇水平的有趣事实。一项研究发现，既在外工作又有孩子的女性，在晚上皮质醇水平往往会升高（Luecken 等，1997 年），而男性的皮质醇水平在晚上通常处于较低的正常水平。有人认为这出乎意料吗？谁做晚饭、辅导作业，晚上下班回家后洗衣服……丈夫应该知道的一个重要的事实是，皮质醇水平的升高会降低性欲，这就解释了他们还奇怪为什么太太没有兴致！

男人和女人从压力中恢复的能力截然不同。作为对压力的反应，男性的皮质醇水平总体上增加得多，但一旦消除了压力，他们比女性恢复正常的速度快得多。此外，在相同情况下，女性比男性感到更大的压力，而有孩子的职业女性的压力水平最高。

## 肾上腺功能太弱更糟糕

肾上腺疲劳的发病，通常是渐进性和隐匿性的，很难在早期诊断。通常情况下，一种疾病或额外的压力促使患者需要更多的皮质醇，而疲惫的肾上腺无法满足这种需求，情况才逐渐变得明显。这时，症状会显现出来，影响正常生理功能。

肾上腺功能低下最常见的症状有易怒、疲劳、虚弱、厌食、体重减轻、恶心、关节不适、腹痛、腹泻（可能与便秘交替出现）、低血压、电解质紊乱、色素沉着（皮肤呈深色）、体毛减少、心理问题、性欲减退、月经量少等，以及总体感觉不适。

肾上腺疲劳的严重性及其引起的症状取决于肾上腺功能低下的严重程度，以及是否仍然有能力制造足够的醛固酮，尽管皮质醇的生产已经减少。当醛固酮缺乏症与皮质醇缺乏症同时出现时，可能出现更严重的肾上腺危象，严重的话，可能危及生命。

血压下降和渴望吃盐是醛固酮水平降低的信号，即使补充足量的皮质醇，也会出现这种情况。醛固酮水平低的其他症状是脱水，当皮肤被挤压时出现"支帐篷"，并产生皱纹，也会使脸和眼睛凹陷。如果肾上腺功能不足，但醛固酮生成相对正常，很少见严重的肾上腺危象。

低水平的脱氢表雄酮会严重破坏身体健康状况。脱氢表雄酮有助于身体抵御病毒和细菌感染引发的疾病（Jiang 等，1998 年），因此，它显然在免疫功能中起作用。低脱氢表雄酮水平与自身免疫性疾病的发病率增加有关。此外，补充脱氢表雄酮被证明对慢性炎症疾病患者有帮助（van Vollenhoven、Engleman & McGuire，1994 年）。

# 盐，不全是坏事

醛固酮调节体内钠含量，以及钠通过排尿排出体外的量。由于低醛固酮水平导致钠的残留量减少，减少盐的摄入会加重低醛固酮的症状。这时候，多吃盐并不能解决醛固酮水平低导致的潜在钠流失问题，但它确实会暂时增加身体可利用的钠。所以当醛固酮水平较低时，加盐对身体有利。这种情况下，建议考虑食用海盐，而不是普通食盐，因为海盐还含有重要的矿物质，普通食盐通常会除去这些矿物质。对于血压正常的女性，建议每天至少用 1/4～1/2 茶匙海盐泡水喝两次。如果有高血压，一定要在尝试之前咨询医生，以确保不会导致病情恶化。如果需要比这更多的盐来解决问题，或者如果血液检测中醛固酮含量很低，应该和医生讨论补充氟氢可的松（Florinef），这是一种类似醛固酮的药物。

## 莉兹的故事

莉兹的问题始于她 42 岁时经历的一次痛苦的离婚。那时，她已结婚 18 年，有两个女儿，分别是 12 岁和 14 岁。直到离婚前，她一直为自己的生活忙碌：担任零售商店的经理，负责家务，应付两个女儿上学、运动和舞蹈课的事情。

在快 40 岁时，莉兹注意到自己常在下午变得非常疲惫，更容易发怒，脾气暴躁，晚上难以入睡，辗转反侧，终于睡着以后，也经常醒来。她去找医生寻求帮助，医生给她开了抗抑郁药，说对她的情绪和睡眠都有帮助。服药之后，她发现自己的症状有所好转，不再那么烦躁，但睡眠问题没有改善。

尽管有这些健康问题，莉兹还是能让工作生活正常运作：把工作、家务和女儿们的日程安排得井然有序，直到她知道她丈夫和同事有染。她曾经相信自己的婚姻是幸福的，所以当她得知丈夫和另一个女人交往了几个月时，她感到非常震惊。更糟糕的是，当她直面丈夫，向他发出最后通牒时，他说不打算放弃另一个女人，他将在周末搬走。

莉兹觉得自己好像遭遇了一场可怕的事故：浑身疼痛，4 天都不能下床，很难深呼吸。当她终于站起来的时候，却感觉自己快要晕过去了。整整一个星期都没能去上班，感觉自己根本无法思考。其实，她一直都是一个彻底的 A 型人——有条不紊。现在，她能做的就是上班下班，在回家的路上从一家快餐店为女儿们买吃的。

女儿们像热锅上的蚂蚁一样手足无措。2 个月后，她们打电话给外祖母，告诉她，需要她来帮忙，因为她们应付不了了。莉兹的母亲 3 天后到达时被莉兹的情况吓坏了：一见到她就知道情况很不对，莉兹无精打采、脸色苍白、头脑混乱、注意力不集中；眼睛下面有黑眼圈，眼窝凹陷；走得比以前慢得多，站起来太快会头晕；不管多累，还是几乎睡不着觉；心悸，感觉自己身体里面在颤抖，这使她的睡眠问题更加严重。在听到所有这些症状后，母亲给莉兹的医生打了电话。

一周后，莉兹去看病时，医生告诉她，丈夫离开她的压力显然对她产生了伤害，她应该试着多休息。医生还在她的抗抑郁药物之外又开了一种抗焦虑药物。莉兹服用了抗焦虑药，因为与抗抑郁药一起服用，这让她感觉很糟糕：情绪仍然非常不稳，但思维脱缰，无法正常思考。这种僵尸般的状态又持续了一个月，直到她母亲下定决心，说她们需要弄清楚到底出了什么问题，在莉兹能够恢复正常之前，自己不回家。

她们打电话给莉兹的妇产科医生，因为她是莉兹唯一认识的家庭医生外的其他医生。妇产科医生专门研究激素和围绝经期，并在上次看病时告诉莉兹，她们应该考虑做基线激素测试，因为激素可能是导致她长期疲惫的因素之一。莉兹主诉她的症状后，医生告诉她需要做一些测试。就诊时，医生告诉她，血压非常低，更令人担忧的是，当她从躺着的姿势站起来的时候，血压变得更低——这是肾上腺疲劳的表现。莉兹的所有症状都表明皮质醇水平非常低，化验证实了医生对肾上腺功能障碍的怀疑没有问题。她的促甲状腺素水平也很高，表明她患有甲状腺功能减退症。莉兹的医生开具了低剂量皮质醇药物以支持莉兹的肾上腺，也开了甲状腺激素相关药物来治疗甲状腺功能减退症。

莉兹开始补充激素，并从极度疲惫中解脱出来。在接下来的几周里，她发现自己的症状慢慢消失，直到几个月后意识到自己几乎完全回到了原来的状态。那时，她和医生商议停止服用治疗焦虑和抑郁的药物。可以理解的是，她仍然对丈夫很生气，对婚姻的结局也很苦恼，但现在她发现自己平静了许多，已能够自如处理这种情况了。

# 评估肾上腺功能

肾上腺疲劳很少表现出症状，直到皮质醇水平降到很低。在美国，医生很少或根本没有接受过评估和治疗肾上腺疲劳的培训，因此他们即使遇到肾上腺疲劳的症状时也不能识别。少数情况下，肾上腺疲劳是根据常规体检中发现的化验结果异常来诊断的，例如，低钠、低血糖、高钾和高钙等。

肾上腺疲劳的症状有疲劳、脱水、站立时低血压、低血糖、抑郁或其他情绪问题。随着时间的推移也会出现体重减轻，尤其是面部两侧消瘦；皮肤色素沉着，通常出现在乳头和生殖器周围、手掌的褶皱和瘢痕组织上等症状。这之后还会出现一些症状：肠道问题（如肠易激综合征），以及与肾上腺疲劳相关的雄激素水平低导致腋下和生殖器体毛减少。

除了长时间压力过大，肾上腺疲劳的另一个常见原因是甲状腺功能减退症。自身免疫性疾病也经常导致肾上腺功能不全，甲状腺抗体和甲状腺疾病可在这些病例中发现（Blizzard、Chee & Davis，1967 年）。

观察症状对彻底了解肾上腺状况很重要。事实上，肾上腺状况和测量特定肾上腺激素水平一样关键。以下问卷有助评估肾上腺疲劳，以便确定肾上腺疲劳是否可能是不适症状的产生因素之一。

## 练习：肾上腺疲劳症状评估

在这个评估中，人们可能会注意到肾上腺疲劳的几个症状与甲状腺功能减退症的症状相似，这两种状况是如此紧密地交织在一起，以至于常常很难区分它们。阅读下面的文字，决定每个征兆或症状的严重程度或出现的频繁程度，然后圈出这种情况最准确反映状况的数字。

0= 没有或从未出现　　　　　　　1= 轻微或偶尔

2= 中等或经常　　　　　　　　　3= 严重或总是

把这些合计分数结转到评估的最后，得到最终分数。

0 1 2 3　有甲状腺功能问题的症状，试着补充甲状腺激素后，感觉好了一阵儿，但后面感觉更糟了。

0 1 2 3　脸和嘴唇很苍白。

0 1 2 3　有恐慌症或焦虑症。

0 1 2 3　有湿疹或银屑病等皮肤问题。

0 1 2 3　感到脖子、背部或腹股沟疼痛。

0 1 2 3　对冷热敏感。

0 1 2 3　脸颊或眼睛看起来凹陷。

0 1 2 3　眼睛下面有黑眼圈。

0 1 2 3　很多时候感觉很累。

0 1 2 3　躺下感觉好多了。

0 1 2 3　出冷汗。

0 1 2 3　有肠道问题。

0 1 2 3　想吃甜食。

0 1 2 3　似乎无法停止喝酒。

0 1 2 3　有时感到要晕了。

0 1 2 3　觉得身体摇晃或发抖。

0 1 2 3　脾气暴躁，喜怒无常。

0 1 2 3　对简单的事情都感到困惑，甚至感到无法承受。

0 1 2 3　有过敏症。

0 1 2 3　早上很难进入工作状态。

0 1 2 3　想吃咸的食物。

0 1 2 3　对环境敏感：对香水、化学品或空气污染之类的气味深感
　　　　　困扰。

0 1 2 3　经常出现呼吸道或鼻窦感染，有时会持续几个星期。

0 1 2 3　皮肤干干巴巴的。

0 1 2 3　无法处理压力，在经历压力事件后感到不舒服，甚至全身
　　　　　颤抖。

0 1 2 3　持续鞭策自己，感觉永远在追赶。

0 1 2 3　介绍别人时感到恐慌，还会忘记他们的名字。

0 1 2 3　经常生病，很难恢复。

0 1 2 3　晚饭后感觉最好。

0 1 2 3　得喝咖啡或其他含咖啡因的饮料才能继续做事。

0 1 2 3　经常感到内疚，或者责怪别人。

0 1 2 3　经常感到疲倦或沮丧，但吃甜食后感觉好些。

0 1 2 3　经常腹痛、气胀、胃部不适。

0 1 2 3　尽量避免参加社交活动。

0 1 2 3　眼睛对光线更敏感，不戴太阳镜感到不舒服。

0 1 2 3　身体的不同部位颜色有些奇怪，关节的褶皱变得更暗。

0 1 2 3　有时感觉不能深呼吸。

0 1 2 3　当按压背部肋骨底部靠近脊柱的部位时，感到疼痛。

0 1 2 3　想吃甜食、巧克力和用白面做的食物。

0 1 2 3　对颜色、声音和气味特别敏感。

0 1 2 3　从斜躺的姿势快速站起来时，会头晕或眼前模糊，甚至
　　　　　昏倒。

0 1 2 3　很容易生气、大叫，需要很长时间才能平复。

0 1 2 3　注意力不集中，记忆力不好。

0 1 2 3　有脱水的迹象，如明显的皱纹，皮肤在被捏时会形成僵硬
　　　　　的褶皱。

0 1 2 3　处理信息有困难，觉得自己不像以前那么聪明了。

0 1 2 3　感到不合群，不想和人交谈，也不想做以前感兴趣的事情。

0 1 2 3　有炎症性肠病或肠易激综合征。

0 1 2 3　失眠。

0 1 2 3　抽烟。

0 1 2 3　血压低，脉搏微弱或缓慢。

0 1 2 3　体毛减少。

0 1 2 3　无缘无故体重减轻，脸也变瘦了。

0 1 2 3　很难坚持锻炼，因为很容易疲劳。

0 1 2 3　心悸。

0 1 2 3　有时晚上醒来感觉呼吸困难。

0 1 2 3　耳朵里有"嘶嘶"的声音。

0 1 2 3　有自身免疫性疾病。

0 1 2 3　出现过短暂昏厥。

0 1 2 3　哮喘。

0 1 2 3 肌肉无力而僵硬。

总分：_____

## 解　释

如果评分为 15～20 分（如果有几个或者一个特别困扰的症状，比如肠易激综合征），表明可能开始出现肾上腺功能低下的迹象了；如果评分为 21～26 分，表明该缺陷更严重；如果评分在 26 分以上，表明可能存在明显的肾上腺功能不足，可能甲状腺也有问题。有了这些结果，再做一个完整的身体检查，包括化验血液或唾液中皮质醇和脱氢表雄酮的水平以及血液中醛固酮和促肾上腺皮质激素的水平。因为肾上腺受到其他内分泌腺的影响，如果医生认为有必要的话，检测游离 $T_3$、游离 $T_4$、促甲状腺素和 $rT_3$ 水平，以及甲状腺抗体，这很重要（关于这些测试详见第 6 章）。由于所有内分泌腺之间的相互关系，检测促卵泡激素、雌激素、孕酮和睾酮水平也很重要。

# 检测肾上腺功能

先前评估中列出的症状，均表示肾上腺功能低下。然而，一些症状可能由其他疾病引发，特别是雌激素或甲状腺激素水平较低。因此，如果评估显示问题严重，有必要进行化验，以确定肾上腺功能的状态。首先快速看一下可以在家里做的简单测试，以大概了解自己是否患有肾上腺疲劳。

## 在家做的测试

有三个简单的测试可以在家里做，以确定是否有肾上腺疲劳：瞳孔收缩试验、血压测试和白线测试。如果这些检查中有任何一项显示可能存在肾上腺功能不足，请预约医生进行肾上腺功能评估。

## 瞳孔收缩试验

在 20 世纪初，人们发现瞳孔状态是肾上腺功能低下的一个非常准确的指标，因为它在光照下收缩和保持收缩的能力在很大程度上是由肾上腺控制的。如果肾上腺疲劳，瞳孔就不能保持收缩，而是不自然地扩张。做这个测试需要一面镜子、一个手电筒和一只手表。

在一个黑暗的房间里，墙上有一面镜子（浴室是个不错的选择）。看着镜子，然后把手电筒放在头的一侧，手电筒指向太阳穴，把光照在眼前，观察瞳孔的反应。

瞳孔在光线照射时应该收缩并保持收缩。如果在短时间（≤ 2 分钟）后，开始扩张，然后收缩，然后扩张，并且没有保持收缩，很可能存在某种程度的肾上腺疲劳。这个测试可能检测不出来轻度肾上腺疲劳。

## 血压测试

肾上腺疲劳是导致低血压的主要原因之一。如果从躺下到站起来时血压下降（与正常情况相反），可能存在肾上腺功能不足。做这个测试需要一个血压计。

躺下来，放松 5～10 分钟，然后在平躺时测量血压。接下来，站起来再量一次血压。站着的时候，血压应该升高 10 毫米汞柱。如果站起来时血压反而下降，可能存在肾上腺疲劳。

## 白线试验

这项测试是 1917 年由法国医生埃米尔·谢尔盖（Emile Sergent）开发的。它不是最准确的指标，因为只有大约 40% 肾上腺功能不足的人检测呈阳性。如果检测呈阳性，几乎可以肯定存在肾上腺功能不足。只需要一支圆珠笔就可以做这个测试了。

用笔的钝端在腹部做一个大约 15 厘米长的记号（不要用力按压或刮伤皮肤）。如果存在肾上腺疲劳，这条线会变宽，并保持白色大约 2 分钟。

## 肾上腺功能的化验

如果有几种评估中列出的肾上腺疲劳症状，特别是严重肾上腺疲劳，那么检测关键肾上腺激素水平非常重要：皮质醇、醛固酮、脱氢表雄酮（以硫酸盐形式）和促肾上腺皮质激素。皮质醇和醛固酮应该在月经周期的第一周进行检测（如果是绝经后，任何时候都可以）。因为它们是由孕酮生成的，月经周期中期孕酮水平较高，会提高皮质醇和醛固酮的水平。为了准确评估肾上腺功能，重要的是了解它们的最低水平。

## 皮质醇试验

最被广泛接受的皮质醇测试是血液测试。因为需要每天不止一次测试皮质醇，以确定生产模式，需要在一天内至少去化验室抽两次血。大多数医生建议早上 8 点和下午 4 点抽血。

唾液检测更方便，因为样本可以在任何地方采集，甚至不耽误工作。另外，这方便在一天中的四个不同时间进行测试，从而更准确地了解皮质醇产生模式。大多数医生建议在早上 8 点、中午 12 点、下午 4 点和晚上 10 点（或者 6 次，加上午夜和凌晨 4 点）。麦克尔·博金（Michael Borkin）博士说："唾液测试在评估肾上腺功能方面非常有价值，因为一天中不同时间皮质醇水平的升高或降低反映压力来源。即使水平在正常范围内，水平的波动也是极其重要的。上午 8 点的皮质醇水平有助了解肾上腺的大小和状态：如果肾上腺增大，表明它们处于加速运转状态，皮质醇水平很高；如果肾上腺萎缩或收缩，就表明肾上腺疲劳，皮质醇水平较低。"

博金博士还说，从早上 8 点到中午的下降表示炎症存在。50% 或更多皮质醇水平下降通常与消化系统的问题有关，超过 70% 的皮质醇水平下降表明存在寄生虫感染的情况。中午的测量数据能有效反映血糖控制情况，下午 4 点的水平则可以洞察慢性感染，皮质醇水平高通常表明细菌过度生长，皮质醇水平低则表明病毒感染。晚上 8 点的皮质醇水平与利用胰岛素的能力有关，可以表明胰岛素抵抗或 2 型糖尿病的情况。午夜测量很重要，因为此时皮质醇升高会对促生长素的释放和正常的免疫功能造成干扰。凌晨 4 点的峰值是不正常的，这表明血糖储备耗尽，肾上腺增加了皮质醇的分泌，试图使血糖恢复到正常范围。

24 小时尿检也很有价值，因为它能准确地显示身体在 24 小时内产生了多少皮质醇。但是，尿检不会检测到中断的模式，这需要在整天可以接近收集容器的某一天完成。医生很可能会偏爱某一种测试方法。

## 醛固酮测试

醛固酮的检测可以通过 24 小时尿检或血液检测来完成。应该避免在测试前 24 小时吃咸的食物。为得到完整的结果，应和医生讨论检测钠和钾以及肾素的水平，肾素是肾脏释放的一种酶，可以刺激肾上腺产生醛固酮。醛固酮低时，肾素水平升高。

## 促肾上腺皮质激素测试

促肾上腺皮质激素是垂体产生的一种激素，刺激肾上腺产生皮质醇。通过检测促肾上腺皮质激素水平可以确定皮质醇分泌过低是由垂体功能障碍引起的，还是由肾上腺自身的问题引起的，就像垂体产生的促甲状腺素水平有助于评估甲状腺激素水平低的根本原因一样。促肾上腺皮质激素水平低加上皮质醇水平低表明垂体有问题，因为它应该检测到低皮质醇水平，增加促肾上腺皮质激素水平以刺激产生更多皮质醇。高水平的促肾上腺皮质激素加上低水平的皮质醇，表明肾上腺有问题，因为它们没有响应垂体分泌更多皮质醇的指令。医生可能会看到皮质醇水平低再测量促肾上腺皮质激素。这可以在月经周期的任何时候通过血液测试来完成。

　　如果在皮质醇或促肾上腺皮质激素测试中发现异常，医生可能想做促肾上腺皮质激素刺激测试。这个测试评估肾上腺储备，是肾上腺疲劳的指标。首先检测皮质醇基线水平，然后注射促肾上腺皮质激素。30 分钟和 60 分钟后再测量皮质醇，看肾上腺的反应。如果它们运作正常，皮质醇水平应该加倍。

### 硫酸脱氢表雄酮测试

　　测量硫酸盐形式的脱氢表雄酮很重要，因为它是对促肾上腺皮质激素反应而分泌的皮质醇之外主要的肾上腺激素。低水平的硫酸脱氢表雄酮（DHEA-S）表明肾上腺功能不足。检测应该在早上空腹进行。

# 治疗肾上腺疲劳

　　在传统医学中，肾上腺过度刺激或疲劳的问题通常被忽略。虽然肾上腺对健康的重要性已经被确认了一个多世纪，但医生在评估甲状腺健康或总体健康时很少考虑肾上腺。即使是专门研究激素健康的内分泌学专家，也主要关注极端的、危及生命的情况时的肾上腺问题，比如艾迪生病（肾上腺严重功能不足）和库欣病（肾上腺严重过度活动）。

　　遇到这种不幸的情况，必须亲自了解肾上腺功能。应该仔细分析症状，并准备好向医生主诉发生的一切。要为下一步测量肾上腺激素水平给出理由。如果肾上腺得到正确支持，就有奇迹般的能力恢复全部功能。如果必要的话，使用低剂量的生物等同的皮质醇和醛固酮补充剂，给疲劳的肾上腺一个非常必要的休息。如果症状和测试结果显示这些关键激素缺乏，应该与医生探讨以下治疗方案。

## 补充皮质醇

血液检测显示皮质醇水平低的肾上腺疲劳患者可以用氢化可的松（Cortef）治疗。氢化可的松是一种生物等同的皮质醇。大多数女性每天替代剂量为 10～25 毫克，可分 2～4 次服用。一些医生建议模仿人体的正常生产模式，早起首先服用大剂量，4 小时后服用小剂量，然后 4 小时和 8 小时后服用更小剂量。人体每天自然会产生 35～40 毫克皮质醇，所以即使服用 25 毫克，也不会使身体停止产生皮质醇，尽管它会稍微减少身体自产的皮质醇。补充的皮质醇将补充肾上腺储备，并使它们恢复到正常、健康的水平。大多数医生建议使用皮质醇替代治疗 2～4 个月，然后逐渐减量，并重新检测，以确保了解肾上腺功能是否恢复。皮质醇可能只需要短时间服用，如果肾上腺疲劳很严重，可能需要 1～2 年的时间才能恢复。

在生病或手术期间，医生通常建议在 3 天内将剂量增加到通常水平的 2～3 倍。在重大疾病或手术期间，或在发生事故的情况下，可能需要 5 倍或更高剂量，以避免肾上腺危象。

生物等同的皮质醇替代品是一种长效的合成皮质醇，如泼尼松和泼尼松龙（Prelone）。这些药物对身体有更持久的影响和危险的不良反应

（如体重和骨密度的减少，以及内脏脂肪的增加）。然而，许多医生喜欢使用这些药物，因为他们对这些药物更熟悉。不幸的是，他们常常不了解自然的、生物等同的皮质醇和化学改变的形式之间的区别（Jefferies，1996 年）。值得一试的是，找一位愿意考虑使用这种更温和、更自然的替代品来重建肾上腺功能的医生。

## 补充醛固酮

醛固酮低通常用醛固酮的一种替代形式 —— 氟氢可的松治疗。大多数医生建议每天服用 100 微克。因为从每天 100 微克开始服用会引起不良反应，医生一般建议从 25 微克开始，每 5～7 天增加 25 微克，直到达到 100 微克。这种方法的效果应该在 2～4 周内观察到。但如果从 100 微克开始，一周内就能观察到。同时，可以通过处方在复合药房中获得生物等同的醛固酮。

## 补充脱氢表雄酮

在美国，口服脱氢表雄酮可在柜台购买，无须处方。大多数医生推荐给女性的剂量是 15 毫克（除非正在接受类风湿关节炎治疗，在这种情况下，建议使用 50～100 毫克）。脱氢表雄酮能有效地阻断雌激素，所以如果雌激素水平很低，应该从低剂量开始逐渐增量。因为身体可以将脱氢表雄酮转化为睾酮，如果睾酮水平很高，应该小心使用脱氢表雄酮，并从低剂量开始。脱氢表雄酮过多的症状包括痤疮、嗜糖、体重增加、疲劳、愤怒、抑郁、失眠、睡眠不宁、情绪波动、烦躁。对女性来说，会有面部体毛过多和声音变粗的表现。补充脱氢表雄酮时，应与医生密切配合，监测血液水平和症状。

## 动物肾上腺提取物

由牛肾上腺制成的补充剂有助重建肾上腺功能。腺体产品含有许多物质，包括激素，很难量化这些产品中的激素水平，因为它们可以因动物个体和批次而异。可以在大多数天然食品商店或网上购买动物肾上腺提取物。

## 其他支持肾上腺功能的方法

与甲状腺功能一样，生活方式的选择会对肾上腺功能产生深远影响。支持肾上腺的一个显而易见的方法是，尽可能采取措施来减轻生活压力。由于有些压力是不可避免的，培养压力管理技能也是值得的。即使是像深呼吸这样简单的事情，也会对身体如何应对压力产生深远的影响。有很多关于压力管理的书籍和其他资源，可以通过查阅几本书或其他资源，找到一个适合自己的方法。

在生理层面上，第 8 章中的所有建议都会对健康有所帮助。此外，这里有一些关于肾上腺健康的具体建议，包括锻炼、食物选择和选择补充剂。

# 锻炼

应对高皮质醇水平，最好的解药之一是经常运动，因为运动可以减少皮质醇的过量分泌。研究表明，不需要太多的锻炼就可以受益。每天锻炼 30 分钟，一周锻炼 3～5 天，就能产生效果（Mayo Foundation for Medical Education and Research，2007 年）。要注意，不要过度运动，因为过多剧烈运动会产生相反的效果：导致睾酮水平下降，皮质醇水平上升。开始执行一个锻炼计划或增加活动时，循序渐进、逐渐提高是一个好主意。有了更多的能量和耐力，就可以尝试更剧烈的运动了。

# 饮食

长期食用会导致过敏或不耐受的食物会对肾上腺造成损害。如果怀疑对食物过敏，应该和医生讨论做过敏测试。一个最佳的、均衡的饮食，如第 8 章所述，有助于支持肾上腺功能和身体的其他器官健康。

为了控制皮质醇水平，避免摄入过多简单碳水化合物（糖、白面制品和其他精制谷物）是很重要的。这些食物过快提高血糖水平和胰岛素的分泌，提示肾上腺释放皮质醇。这就出现一个恶性循环，因为皮质醇水平升高导致胰腺分泌更多的胰岛素。如果这种情况持续足够长的时间，最终会导致糖尿病。

遵循一个基本规则，可以帮助血糖、胰岛素和皮质醇水平正常化：不要不吃饭。这会导致肾上腺释放皮质醇。相反，一天中要有规律的间隔进食，每餐都要尽量包括复合碳水化合物、蛋白质和优质脂肪。避免摄入兴奋剂，如含咖啡因和麻黄类化合物的能量饮料。如果确实想摄入咖啡因，尽量避免在中午以后摄入。

一些营养素能够支持肾上腺功能：B族维生素（特别是维生素 $B_5$ 或泛酸）、维生素C、镁和锌。可以服用这些营养补充剂，或在饮食中包括更多含有这些营养的食物来源。以下是每种营养素的一些好的食物来源（Haas & Levin，2006年）。

- ❍ **B族维生素**：营养酵母（维生素 $B_{12}$ 良好的素食来源）、全谷物和一些豆类和坚果。
- ❍ **维生素C**：大多数水果和蔬菜，特别是柑橘类水果、木瓜、哈密瓜、草莓、青椒、西蓝花、西红柿和深色绿叶蔬菜。
- ❍ **镁**：深色绿叶蔬菜、全谷物、大多数坚果、种子和豆类。
- ❍ **锌**：大多数肉类、海产品和家禽，其次是全谷类、坚果和种子。

## 有益的补充剂

多种草药都能有效阻止皮质醇水平升高，尤其是磷脂酰丝氨酸和南非醉茄。磷脂酰丝氨酸被认为可以修复被高皮质醇水平损伤的下丘脑皮质醇受体。这种损伤降低了下丘脑检测和纠正持续高水平皮质醇的能力。磷脂酰丝氨酸还具有纠正过高和过低皮质醇水平的功能。典型剂量为每天1～3粒（胶囊100毫克）。南非醉茄有助于降低皮质醇水平，典型剂量为250毫克/日。

本章前面讨论过的孕烯醇酮也可以使皮质醇水平正常化，如果皮质醇水平较高，则采取措施将其降低；如果皮质醇水平较低，则采取措施将其升高。剂量应该在检测血液水平后决定，但通常是每天 10～50 毫克。可以在许多天然食品商店或在线购买这些有益补充剂。

# 接下来是什么

既然已经完成了肾上腺疲劳症状的评估，应该对肾上腺状况有了更准确的了解。如果评估结果显示肾上腺功能低下，请尽快与医生预约，以解决肾上腺功能的问题。带一份完整的自我评估到诊室，让医生对状况有全面了解。记住，在甲状腺治疗的初期和定期评估甲状腺功能时，评估肾上腺功能是很重要的。

读到这儿，你可能对自己的甲状腺健康、症状，以及任何功能障碍的原因有了了解。希望你已经找到了一个好医生，做了激素水平的化验，并且开始实施有效的治疗计划，其中包括改变不良生活方式。如果有孩子，评估他们的甲状腺功能也很重要。除了基因因素外，孩子可能也受生活方式和环境等诸多因素影响。这些因素的结合也增加了他们患甲状腺功能减退症的风险。下一章将评估孩子的甲状腺健康状况。然后，第 11 章将讨论甲状腺功能亢进症。

# 本章要点 ───────────────────────

- 肾上腺产生许多重要的激素，帮助身体控制压力，包括皮质醇和脱氢表雄酮。此外，在围绝经期，当性激素的分泌减少时，肾上腺成为激素的主要来源。

- 良好的甲状腺功能是肾上腺功能正常运作所必需的。当甲状腺功能出问题时，制造的皮质醇数量和身体利用皮质醇的能力都会受影响。补充甲状腺激素会对肾上腺产生额外的需求，并导致肾上腺疲劳。因此，如果服用甲状腺药物，必须评估肾上腺功能和改变不良因素，这一点很重要。

- 皮质醇使身体对压力的反应保持平衡，防止压力伤害身体。皮质醇也有助于调节心血管和胃肠功能，有助于控制血糖，因此肾上腺功能不足会导致对食物的渴求和低血糖。

- 太多或太少皮质醇都对身体不利，每天的皮质醇生产模式也很重要。皮质醇过多的症状包括体重增加（特别是在身体的中间部位）、妊娠纹、月经不规律、淤伤、头发过度生长、肌肉萎缩、睡眠困难和情绪问题（如抑郁症）。

- 肾上腺疲劳可由许多不同的因素引起，包括持续的皮质醇分泌过多、甲状腺功能障碍和自身免疫性疾病，并导致大量症状。

- 如果评估显示可能患有肾上腺功能低下，就需预约医生解决肾上腺功能的问题，并进行必要的化验。医生应该检测皮质醇、醛固酮、促肾上腺皮质激素和脱氢表雄酮的水平。在等待与医生的预约时，可以尝试本章中描述的简单家庭测试。

- 补充皮质醇有助于重建肾上腺功能。补充醛固酮或脱氢表雄酮也可能有帮助。

- 为了有效治疗肾上腺功能低下，减轻或管理压力是很重要的。此外，锻炼、营养饮食和某些补充剂都有助于提高肾上腺健康水平。

# 第 10 章

## 儿童甲状腺功能障碍

甲状腺激素在儿童和青少年的大脑和神经系统发育中起着重要作用。良好的甲状腺功能对骨骼生长和强壮骨骼的发育非常重要。因此，治疗时机对孩子的未来至关重要。如果孩子要达到正常的体型和发育水平，治疗必须在骨骼中的生长板闭合之前进行。

没有什么比孩子的健康更重要的了。孩子受苦，家长就难受。通常，在中年丧失甲状腺功能已经足够令人苦恼，而甲状腺功能减退症对孩子的影响可以说是毁灭性的 —— 可能会危及一生的健康。如果家庭成员有甲状腺功能减退症或其他类型的甲状腺疾病，很可能孩子也有。让孩子进行检测以确定是否是这种情况非常重要，因为治疗儿童甲状腺功能减退症越早越好。

甲状腺功能障碍在所有年龄段都会发生，甚至婴儿时期。在过去的几个世纪，克汀病（cretinism）是一种严重的疾病，会导致严重的智力发育迟缓，病因是婴儿出生时没有能力产生足够甲状腺激素，而甲状腺激素对出生前后的大脑和身体发育至关重要。幸运的是，今天这种情况已经不那么普遍了，因为甲状腺激素检测已成为美国所有儿童出生时要进行的检查。但是，即使母亲或婴儿表现为轻度甲状腺功能减退症，也会出现不同程度的身心发育异常。

如果不能检测出儿童甲状腺功能问题并阻止它发展，结果将不容乐观：这些甲状腺功能障碍的儿童可能被称为"有问题"的儿童。他们长大成人后，由于长期不明确的症状，比如疲劳、易怒、头痛、肠道疾病、疼痛，以及其他一些看似神秘的病征，被贴上"歇斯底里"或"疑病症"

的标签。事实上，这些症状和病征是甲状腺功能异常的表现。做一个简单的症状评估，然后进行甲状腺激素水平的血液检查，就可以及早发现甲状腺问题，甚至改变孩子的一生。

## 妊娠期

即使是胎儿，也会受到甲状腺功能障碍的影响。胎儿有两种甲状腺激素来源：自身的甲状腺和母亲的甲状腺。母亲通过胎盘传输足够的甲状腺激素给胎儿，以满足婴儿在妊娠前期（10～12 周）的需要。

因为甲状腺激素在生长发育过程中起着至关重要的作用，在这一过程中的任何时候发生甲状腺功能异常，带来的后果都可能是毁灭性的。即使是轻微缺乏甲状腺激素，也可能导致出生体重过低、终生身材矮小和发育异常。有三种基本的甲状腺状况会影响胎儿在妊娠期的发育。

- ○ 母亲患有甲状腺功能减退症对胎儿来说是一个严重危险因素，可导致许多发育问题。临床研究表明，即使是母亲有轻度甲状腺功能减退症，也会导致儿童发育不足、学习困难和智商测试成绩稍低（Haddow 等，1999 年）。母亲亚临床甲状腺功能减退症最常见的原因是自身免疫性疾病。在这种情况下，甲状腺抗体可以通过胎盘攻击胎儿的甲状腺，损害相关功能。
- ○ 胎儿甲状腺或垂体（调节甲状腺）功能不足也会导致甲状腺激素分泌不足，影响胎儿发育。大多数患有这种疾病的胎儿在出生时是正常的，因为母亲的甲状腺激素在妊娠期提供了足够的甲状腺支持，在出生后可能不会被立即发现和治疗甲状腺功能障碍，但智力和发育缺陷会迅速表现出来。

○ 缺碘是世界上最常见的可预防的与甲状腺有关的发育问题（包括智力迟钝）的原因。碘摄入不足会导致母亲和胎儿出现甲状腺功能异常。如果这种缺陷在妊娠的第 1~3 个月或第 4~6 个月没有得到纠正，孩子可能会发展为智力迟钝、耳聋和痉挛（肌肉僵硬或不自主的肌肉痉挛）。妊娠后期或产后的治疗，不能预防孩子的出生缺陷。

母亲患有甲状腺功能减退症的信号，包括体重不足婴儿的早产或体重超过 4 千克的婴儿的过长孕期（Waller 等，2000 年）。如果经历过这两种情况之一，母亲和孩子都应该对甲状腺功能问题的其他症状保持警惕。

## 婴儿期

出生时患甲状腺功能减退症的明显迹象，除了体重过低或体重过高外，还有黄疸（婴儿皮肤发黄）、脐疝（肚脐上可见或感觉到的异常隆起或突出）或水肿（LaFranchi 等，1979 年）。然而，相对较轻的甲状腺功能障碍，可能并不会在新生儿中表现出明显的症状。其他需要注意的迹象：比其他婴儿安静、嗜睡或需要更多睡眠。他们的呼吸声有点大，这使他们看起来像感冒了，而且因为鼻腔肿胀，也常常用嘴呼吸。他们的哭声通常比正常婴儿嘶哑或软弱。

身体上，甲状腺功能障碍孩子的嘴唇和眼睛周围的区域肿胀；头发显得直而粗糙；脸可能比正常婴儿宽，缺乏表情，外表有点冷漠。婴儿因呼吸困难或舌头肿胀突出，总是张着嘴，使这种外表特征更明显。一个明显的甲状腺功能减退症症状是鼻梁塌陷或扁平，称为鞍鼻。患有甲状腺功能减退症的婴儿，眼睛可能比普通人深陷，头部比普通人更大，还容易摔倒。这是由于连接头部骨骼的接缝组织硬化、闭合的速度比正常慢。腹部通常比普通婴儿突出，可能是因为便秘。这些孩子通常无法以正常速度增长体重。

这些婴儿在生理和心理上往往比同龄的儿童发育落后。他们注意不到周围的物体，看起来缺乏好奇心。这类婴儿满足于长时间躺着不动，不喜欢尝试坐、爬、站、走，往往不擅长肌肉力量协调的动作。尽管这些孩子无精打采的情况较多，但有些情况却表现得截然相反：非常紧张，受到一点刺激就容易尖叫和哭泣。甲状腺功能障碍也会导致婴儿出现成人的许多身体特征，特别是因体重增加导致肥胖、松弛的外表。

牙齿的发育会延迟，牙齿可能畸形或错位，出现牙列拥挤、牙缝宽、龋齿。牙釉质可能有缺陷，所以牙齿磨损得很快，牙冠面不好。这种不规则现象在乳牙和恒牙中都很常见。

这些症状是一个信号，提示家长要和儿科医生讨论，并评估宝宝的甲状腺功能。尽早发现和治疗甲状腺功能问题至关重要。少量补充甲状腺激素就可以为这些婴儿创造奇迹，让他们正常发育，充分发挥潜能。

# 幼儿期

　　若甲状腺缺陷持续到幼儿期还没治疗，会导致心理和身体发育持续减缓，并表现出行为问题。这些孩子中的大多数比其他孩子安静和反应迟缓，比其他同龄孩子睡得久，早上很难进入觉醒状态。矛盾的是，也有些甲状腺功能障碍的孩子变得过度活跃和紧张、攻击性过强，脾气暴躁，情绪问题很常见，这些孩子可能会无缘无故地哭或发脾气。他们也会缺乏自信，反对规则和限制，注意力集中时间很短，喜欢从一个活动跳到另一个活动。他们不能安静地学习，导致出现学习问题。由于缺乏控制情绪的能力，他们与其他孩子的互动也常出现问题。

　　试图弄清孩子甲状腺功能障碍可能发生的情况时，要认识到症状是高度个体化的，甚至可能看起来是矛盾的，明白这一点非常重要。通常认为这是由于甲状腺功能减退症的严重程度因人而异，或者可能是由于个体的生化组成不同。每个人对甲状腺功能减退症的反应表现不同，正如人们对药物的反应不同，比如有些人受非处方的感冒药刺激过度会晕倒。一些孩子更安静和压抑，另一些过度活跃和失控，这一事实清楚地表明了个体对此疾病反应的两极分化，下面所涉及的许多症状中也能看出这一点，如生长速度。

　　尽管如此，儿童甲状腺功能障碍仍有一些共同症状。六七岁的孩子尿床是甲状腺功能异常的一个关键指标，千万不要忽视。这不是儿童能控制的，但与此相关的羞辱对儿童（和父母！）来说是另一种更严重的创伤。幸运的是，这个问题可以通过补充甲状腺激素来解决。

　　甲状腺功能障碍的儿童往往有淋巴结肿大，以及腺样体和扁桃体问题。悬雍垂会随着扁桃体肿胀，导致呼吸声大、打鼾，无法通过口腔呼吸。不成功的扁桃体切除和腺样体切除术在这些儿童中较为常见，因为他们的扁桃体和腺样体有重新生长的趋势。用甲状腺激素治疗会减少这些组织的大小，并防止它们重新生长（Barker，Hoskins & Mosenthal，1922 年）。这些儿童的免疫力较低，因此很容易受到感染，导致频繁的呼吸道感染和咽喉疼痛。

## 托马斯的故事

二年级的时候，托马斯开始很难跟上学校的进度。他的老师把他介绍给学校的辅导员，以评估他潜在的学习障碍。他的测试结果显示，智力高于平均水平，但他很难理解指令和处理信息。顾问建议托马斯找一位学习障碍专家咨询。专家建议进行学习辅导，以及用哌甲酯治疗多动症。他的父母同意做辅导，但在了解药物的不良反应后，决定暂缓服用哌甲酯。

托马斯还有其他问题：他 8 岁时还在尿床；也很情绪化，很难接受老师和父母的指导，一点点批评都会让他愤怒或流泪。这使他的同学取笑他，结果就是他没有好朋友。

一个看起来像湿疹的持续性皮疹促使托马斯向医生求助，这改变了托马斯的生活。医生为他做了全面的体检，听说他有学习障碍和其他症状，就做了甲状腺检查。儿科医生曾看到许多多动症患者对甲状腺药物有反应，所以他马上怀疑是甲状腺功能异常。检测结果证明医生是对的。托马斯的促甲状腺激素高于推荐的 3.0 mU/L。他让托马斯服用低剂量 $T_3$/$T_4$ 联合产品，托马斯在第一个月就有了正向反应。父母首先注意到他的皮疹在消退，然后意识到托马斯已经连续 2 周没有尿床了。1～2 个月后，辅导员和老师都说托马斯在功课和集中注意力方面有了明显的提高。托马斯也变得平静多了，不那么情绪化了：他可以和同学们融洽相处，班上的其他同学也开始邀请他去家里做客，让他参加社交活动。6 个月后，他的所有症状都消失了。

# 青春期

青春期是一个由复杂的激素相互作用引发剧烈生理和情感变化的时期。青春期的特点是生长发育加快，往往导致甲状腺功能障碍的症状变得更加明显。在儿童时期的各个阶段，甲状腺功能障碍会影响性特征、身体生长、认知功能和情感，而青春期的激素变化会加剧这种影响，并表现为疲劳、耐力减退、神经行为、情绪波动、消化问题、皮肤问题、体重增加，还有便秘等多种症状。此外，未确诊的甲状腺问题往往是青春期健康问题的根源。

现在许多少女患有甲状腺疾病，她们不像这个年龄段的其他女孩那样洋溢着活力：这些女孩变得沉默寡言，或者更糟的是，变得紧张、易怒。只要受到一点刺激就会大哭或怒火爆发，"疑似双相障碍"的诊断变得很常见。除此之外，还会出现头痛等症状，通常还有便秘，因为便秘会导致肠道吸收毒素，从而身体状况进一步恶化。他们往往有皮肤问题，疼痛，使他们更加孤僻。甲状腺治疗对恢复这些年轻女性的健康和身体功能至关重要。

## 第二性征发育

甲状腺激素水平对性征发育有深远的影响。年轻女孩激素水平低的一个明显迹象是生殖器肿胀和阴唇发育不全。此外，乳房和子宫发育偏小。男孩的性腺也常常发育不成熟，且较小。

与上述情况相反，甲状腺功能问题也可能是性早熟的原因，而性早熟在美国是一个非常严重的问题。如果垂体过早释放激素刺激性腺产生性激素，一些儿童可能早在七八岁就开始进入青春期。作用机制是：甲状腺功能减退症导致下丘脑增加分泌促甲状腺素释放激素，进而导致促甲状腺素分泌增加，这提高了促卵泡激素的水平，导致卵巢过早产生雌激素和青春期早发（Duncan，1998 年）。在发现早期，及时补充甲状腺激素，可以成功阻止和逆转性早熟，如抑制乳房发育和阴毛生长（Anasti 等，1995 年）。

另一方面，轻度甲状腺功能减退症可能会使一切减慢，导致孩子在较晚的年龄进入青春期。低甲状腺激素水平也会导致其他与性发育有关的问题。对女孩来说，一般表现为月经的问题，如月经过多导致轻度贫血。其他常见的症状还包括严重的痛经、加重的经前期综合征、月经不调等。

## 身体生长

甲状腺激素在儿童和青少年的大脑和神经系统发育中起着重要作用。良好的甲状腺功能对骨骼生长和强壮骨骼的发育非常重要。因此，治疗时机对孩子的未来至关重要。如果孩子要达到正常的体型和发育水平，治疗必须在骨骼中的生长板闭合之前进行。在补充甲状腺激素后出现快速生长是很常见的，甚至会很快长高 10～12 厘米，然后逐渐变慢，并遵循自然生长曲线。

尽管儿童的生长可能会被极度的甲状腺功能障碍阻碍，然而青春期甲状腺激素的轻微缺乏实际上可能以另外一种方式干扰生长，使青少年反而变得异常高大。甲状腺激素在导致每个长骨末端的生长板正常闭合中起一定作用，缺乏甲状腺激素可能阻止这种情况的发生，使生长持续的时间超出正常的时间，导致身高超出正常范围。另一个在患有甲状腺功能减退症的女孩中发现的身体异常是，骨盆比一般人小，臀部狭窄。

甲状腺功能减退症还会影响肌肉功能和韧带，它们对支撑骨骼和身体的整体结构和功能起重要作用。当发育中的儿童肌肉和韧带显得异常松弛和灵活时，就容易导致脊柱侧弯、膝盖内扣、扁平足、慢性扭伤和膝关节脱位等。

## 大脑与认知

大脑中有高浓度的 $T_3$ 甲状腺受体，必须有足量的这种激素才能正常工作，理解和处理信息。甲状腺激素缺乏的儿童，在应付学校的功课方面越来越困难，因为随着年纪增长，课程越来越难。甲状腺功能减退症也与整体智力下降，以及注意缺陷多动障碍的状况有关（Hauser 等，1993 年）。

## 情感

因为青春期激素水平不平稳，情感在这段时间会受到很大影响。这类似于在围绝经期激素变得不稳定时所经历的剧变（而且，不幸的是，许多人经历这种情况的时候孩子正处于青春期，这更糟）。甲状腺功能异常会像影响成人一样，使儿童的情绪变得夸张，因此不稳定的行为可能会变成常态，尤其是情绪爆发和愤怒，常常伴随着偏执和抑郁。这种痛苦的状态，会成为发展药物滥用问题的沃土。

最近的研究表明，甲状腺激素与在青少年中迅速增加的诸如暴食症和厌食症等疾病之间存在联系（Pritts & Susman，2003 年）。双相障碍（以前称为躁郁症）也越来越普遍。精神分裂症也与甲状腺功能减退症有关。而且，这些青少年中的许多人对甲状腺补充剂的治疗反应很好（Othman 等，1994 年）。

## 丽莎的故事

丽莎从小就是个开朗外向的"假小子"。她擅长又喜欢团体运动，有很多朋友，在学校表现很好。突然，丽莎 16 岁的时候，父母注意到她行为上出现变化：闷闷不乐，不爱交流；喜怒无常，如果被问及家庭作业、成绩或去哪儿了，她会大发雷霆；经常疲倦，坚持要退出足球队，说她没有精力做运动和写作业。当学期成绩出来时，他们意识到丽莎的成绩正在严重下滑。

父母自然首先怀疑的是她接触了毒品或酒精，因为她的行为发生了根本性的变化。当他们问丽莎这个问题时，她很生气，坚持认为他们在无事生非，其实她很正常。父母不知如何是好，因为丽莎拒绝向他们敞开心扉。几乎同时，丽莎开始长严重的痤疮，而且月经量很大，实际上几乎每个月都会有一两天不能上学。从某种角度来说，这是幸运的，因为这些身体上的症状让丽莎非常苦恼，她同意去找妇科医生做检查。

丽莎的母亲曾因甲状腺功能异常和其他与围绝经期有关的激素问题而向医生求助，这位医生是激素失调领域的专家。医生让丽莎做的第一件事就是完成一个健康史调查。看了之后，医生解释说，考虑到丽莎的症状，即情绪低落、痤疮、月经不调、注意力不集中和疲劳，她怀疑丽莎和她母亲一样，有甲状腺功能异常。

当她的甲状腺检查结果出来的时候，问题很明显了。丽莎甲状腺激素水平低，这解释了她的所有身体不适。医生开始给她补充甲状腺激素，在接下来的几个月里，她的大部分症状都顺利解决了：青春痘消除了，月经量变少了，疼痛减轻了。行为方式也发生了令人惊喜的变化：开朗活泼的个性又回来了。而且丽莎注意到自己的注意力和学习能力有了很大不同。父母很高兴，他们觉得把女儿"找"回来了。

## 练习：儿童甲状腺症状评估

阅读以下症状，决定孩子每个表现或症状的严重或频繁程度，然后圈出陈述最能准确反映孩子状况的数字。

0= 没有或从未出现　　　　　1= 轻微或偶尔

2= 中等或经常　　　　　　　3= 严重或总是

把这些数进行合计，最后得到最终分数。

0 1 2 3 有多个疣或痣。

0 1 2 3 六七岁甚至更大还尿床。

0 1 2 3 牙齿不规则，比如晚萌出或不规则萌出、牙釉质缺陷或有

大量龋齿。

0 1 2 3 紧张，或面对一点点刺激就哭闹。

0 1 2 3 手臂或腿较短，与身体不成比例。

0 1 2 3 学习困难。

0 1 2 3 看似懒散或冷漠。

0 1 2 3 骨盆小和臀部狭窄。

0 1 2 3 甲床苍白。

0 1 2 3 婴儿黄疸、水肿、脐疝，或脑袋比普通孩子大。

0 1 2 3 头发直、粗糙。

0 1 2 3 眼周围肿胀。

0 1 2 3 嘴唇肿。

0 1 2 3 舌头肿胀，或比普通孩子舌头大，从口腔中突出。

0 1 2 3 鞍鼻，鼻梁凹陷或扁平。

0 1 2 3 声音沙哑，无力。

0 1 2 3 超重，但吃得不过量。

0 1 2 3 手脚冰凉。

0 1 2 3 出生时体重过低或过高。

0 1 2 3 耳部反复感染或游泳性耳炎（swimmer's ear）。

0 1 2 3 比同龄人高得多或矮得多。

0 1 2 3 慢性呼吸道感染。

0 1 2 3 过于沉默寡言，不合群。

0 1 2 3 经常觉得累。

0 1 2 3 比别的孩子需要更多睡眠。

0 1 2 3 看上去迟钝、冷淡，几乎没有表情。

0 1 2 3 比普通孩子面部宽。

0 1 2 3 呼吸声大。

0 1 2 3 无缘无故哭泣。

0 1 2 3 眼窝深陷。

0 1 2 3 开始爬行和走路比普通孩子晚。

0 1 2 3 缺乏正常协调性。

0 1 2 3 早上就没精神。

0 1 2 3 学习障碍。

0 1 2 3 复发性淋巴结肿大。

0 1 2 3 月经异常，如大出血、痛经和周期不规律。

0 1 2 3 乳房发育不正常。

0 1 2 3 高度情绪化或脾气暴躁。

0 1 2 3 注意力不集中。

0 1 2 3 缺乏自信。

0 1 2 3 不适应社交活动。

0 1 2 3 不能安静地坐着。

0 1 2 3 慢性扁桃体炎。

0 1 2 3 青春期提早（10 岁以前）。

0 1 2 3 青春期延迟（15 岁以后）。

0 1 2 3 用口呼吸或呼吸声大。

0 1 2 3 男性生殖器发育异常。

0 1 2 3 牙龈过度发育，向下延伸到牙齿上，并出现肿胀。

0 1 2 3 女性生殖器肿胀，阴唇发育不良。

0 1 2 3 四肢肥胖松弛。

0 1 2 3 过度自慰。

0 1 2 3 手脚肥大且形体不佳，金字塔形短指，经常由于肌肉张力

　　　　　不足而张开。

0 1 2 3 肩膀和臀部厚重。

0 1 2 3 脊柱侧弯或前凸（下背部弯曲）。

0 1 2 3 经常做噩梦。

0 1 2 3 诊断为注意缺陷多动障碍。

0 1 2 3 扁平足。

0 1 2 3 慢性扭伤。

0 1 2 3 膝盖骨不止一次脱臼。

0 1 2 3 常出现消化问题。

0 1 2 3 贫血。

0 1 2 3 双相障碍。

0 1 2 3 精神分裂。

0 1 2 3 抑郁。

0 1 2 3 妄想症。

总分：_____

## 解　释

如果孩子的总分为 12～18 分，表明已有甲状腺功能减退症的迹象；如果评分为 19～24 分，表明情况可能更严重，孩子可能正在经历甲状腺功能受损。如果得分超过 25 分（或者有 1～2 个特别严重的症状，如性早熟），孩子应该进行一次完整的身体检查和甲状腺检查，并进行化验，包括检测游离 $T_3$、游离 $T_4$、促甲状腺激素和 rT3 的血液水平，以及甲状腺抗体，如果医生认为有必要的话。由于甲状腺受到其他内分泌腺的影响，如果孩子正处于青春期，那么检测女孩体内的雌激素、孕酮、睾酮和男孩体内的睾酮也很重要。最好同时检测皮质醇水平，特别是孩子病得很重或者得过严重的疾病，比如单核细胞增多症。

# 接下来是什么

现在已经完成了孩子的甲状腺症状评估，对孩子的甲状腺状况有了更好的了解。如果评估结果表明孩子可能患有甲状腺功能减退症，请尽快带孩子去医院，这样可以检查甲状腺和甲状腺激素水平。有了这些结果，就可以研究解决方案了。带着这份完整的评估报告去看病，让医生对孩子的甲状腺状况有一个完整的了解。

# 本章要点 ———————————————————

- 低水平的甲状腺激素在妊娠期的任何阶段产生的后果都可能是毁灭性的，因为这些激素对宝宝的生长发育起着至关重要的作用。即使是轻微的甲状腺激素缺乏，也会导致孩子出生体重低、终生身材矮小和发育异常。甲状腺功能障碍可能由母亲患甲状腺功能减退症、婴儿甲状腺功能障碍或缺碘所致。

- 在儿童中，即使是相对轻微的甲状腺功能减退症也会导致严重的身心发育问题，在情感、认知和生理上影响他们。

- 甲状腺功能减退症在不同儿童身上的症状可能完全相反，并且可能导致生长加速或发育迟缓，也可能导致多动症、活动非常少或异常缓慢，要留意两极化的极端症状。

- 甲状腺功能减退症在青春期会有更大的影响，包括青春期的提前或延后、生殖器异常，以及女孩的月经问题。

第 11 章

# 甲状腺功能亢进症

甲状腺功能亢进症的化验与甲状腺功能减退症的化验相同：促甲状腺激素、游离 $T_3$ 和游离 $T_4$，以及几种甲状腺抗体（包括针对甲状腺过氧化物酶、甲状腺球蛋白和促甲状腺激素受体的抗体）。所有这些检测都应该在早晨空腹时进行。

甲状腺功能亢进症与甲状腺功能减退症基本相反。甲状腺功能亢进症，不是甲状腺产生太少的甲状腺激素，而是加速运转，产生太多激素。乍一听，甲状腺功能亢进症很有吸引力。如果说甲状腺功能减退症意味着会发胖和疲倦，甲状腺功能亢进症应该意味着会变瘦、变活泼，对吧？不幸的是，就像生活中经常发生的那样，过犹不及。过量的甲状腺激素会损害健康细胞，特别是心脏和骨骼中的细胞，这会增加心脏受损和骨质疏松的风险（Fadel 等，2000 年）。

甲状腺功能亢进症最常见的形式是格雷夫斯病（Graves' disease）。即便在美国，格雷夫斯病也不是很常见，只影响约 2% 的妇女，通常她们在三四十岁的时候受到困扰（Reid & Wheeler，2005 年）。甲状腺功能亢进症导致身体的新陈代谢增加，影响热量消耗。所有细胞都会对甲状腺激素增加做出反应，加速工作。这让甲状腺功能亢进症患者比周围的人感觉更热，即使吃得很多也会出现体重下降。甲状腺功能亢进症可能使人有时充满活力，但可能有点过度，表现为狂躁，通常会在一天结束时感到疲劳，却难以入睡；手发抖；出现异常强烈或不规则的心跳（称为心悸）。病情非常严重时会呼吸急促，出现胸痛。这种过量甲状腺激素持续轰炸，会让患者很容易不高兴，甚至易怒，还会出现肌肉无力。

# 甲状腺功能亢进症的病因

甲状腺功能亢进症有几种不同的病因：格雷夫斯病、甲状腺结节、甲状腺炎、垂体腺瘤和过量补充甲状腺激素。此外，怀孕有时会引起甲状腺功能亢进症（详见第 5 章的相关内容）。确定病因很重要，因为治疗方法因潜在病因而异。

## 格雷夫斯病

格雷夫斯病是甲状腺功能亢进症最常见的病因，约占所有甲状腺功能亢进症病例的 95%，这是一种自身免疫性疾病，免疫系统错误地引导抗体攻击健康甲状腺细胞。这些抗体会模仿促甲状腺激素的行为，而促甲状腺激素通常会与甲状腺上的受体结合，刺激甲状腺产生更多的甲状腺激素（Braverman、Utiger & Volpe，1991 年）。最终的结果是，甲状腺细胞不断产生和释放甲状腺激素，过度刺激身体。

这种疾病会导致甲状腺肿，因为产生过量的甲状腺激素会使甲状腺肿大。这种症状可能会让人困惑，因为大多数甲状腺肿是由甲状腺激素分泌太少而不是太多引起的。这里说的"甲状腺肿"这个词只是描述了腺体过大，而不是它的病因。格雷夫斯病在三四十岁的女性中较为常见，而在五十岁以上的女性中则不太常见，而且有家族遗传倾向。

格雷夫斯病的另一个症状是眼睛周围的组织发炎，引起肿胀和眼睛受刺激，看起来像是在盯着别人看。少数患者有更严重的眼部问题，包括严重的炎症、视力模糊或重影，以及眼睛外突（称为突眼症）。如果这些问题得不到治疗，会对眼睛造成永久性损伤，甚至导致失明。

## 结节

甲状腺结节是甲状腺内或甲状腺上的异常肿瘤或肿块。一个单独的结节，而不是整个腺体，可能导致激素分泌过多。产生过量甲状腺激素的甲状腺结节有时被称为热结节或毒性结节性甲状腺肿（toxic nodular goiter）。它们通常是良性的。但是任何肿块，无论大小，都应该仔细检查以确保它不是恶性的，并认真对待。

## 甲状腺炎

甲状腺炎是甲状腺的一种炎症，导致甲状腺释放过量的甲状腺激素。最常见的类型是桥本甲状腺炎，这是一种以发现此病的医生名字命名的自身免疫性疾病。在桥本甲状腺炎中，被称为淋巴细胞的免疫细胞侵入甲状腺，扰乱了储存甲状腺激素的囊，导致它们释放出制造甲状腺激素的蛋白质——甲状腺球蛋白，以及甲状腺过氧化物酶（一种有助于产生 $T_3$ 和 $T_4$ 的酶）。释放出来的甲状腺球蛋白和甲状腺过氧化物酶刺激身体，形成抗体，进一步损害甲状腺，导致更多的囊破裂，将甲状腺激素释放到血液中，过度刺激细胞。这可能导致甲状腺功能亢进症症状，或在甲状腺功能减退症和甲状腺功能亢进症症状之间波动（Volpe，1990 年）。随着时间的推移，这个过程可能破坏部分或全部甲状腺，但也可以使甲状腺不受影响（Durrant-Peatfield，2002 年）。

有些类型的甲状腺炎会引发疼痛，导致咽喉前部触痛。疼痛也可能延伸到下巴或耳朵，并可能与其他情况混淆，如颞下颌关节问题、耳部感染或链球菌性咽喉炎。

## 垂体腺瘤

垂体上的良性肿瘤可能产生多种激素，最常见的是催乳素。在某些情况下，这些增生会产生过多的促甲状腺激素，导致甲状腺激素分泌过多。虽然这些肿瘤被称为良性的，但它们会对身体产生严重的不良影响。

## 过量补充甲状腺激素

甲状腺功能亢进症也可能发生在服用过量甲状腺激素的人身上。如果开始服用甲状腺激素或在增加剂量，应该记住第 3 章描述的甲状腺活动过度的症状。如果在开始甲状腺激素治疗后出现甲状腺功能亢进症的症状，很重要的一点是请医生调整药物剂量。可能还需要评估肾上腺功能，因为未经治疗的肾上腺疲劳也可能导致甲状腺功能亢进症症状。

# 甲状腺功能亢进症的化验

甲状腺功能亢进症的化验与甲状腺功能减退症的化验相同：促甲状

腺激素、游离 $T_3$ 和游离 $T_4$，以及几种甲状腺抗体（包括针对甲状腺过氧化物酶、甲状腺球蛋白和促甲状腺激素受体的抗体）。所有这些检测都应该在早晨空腹时进行。放射性碘摄取试验也经常通过检测被甲状腺吸收的放射性碘数量来显示甲状腺功能增强或减弱的区域。甲状腺过氧化物酶抗体检测是一种血液测试，用于检测针对甲状腺过氧化物酶（TPO）的抗体水平。甲状腺过氧化物酶是一种有助于产生 $T_3$ 和 $T_4$ 的酶。促甲状腺激素受体抗体（TSHrAb）检测是一种血液测试，用来寻找针对促甲状腺激素受体的抗体，这种抗体可导致格雷夫斯病。甲状腺球蛋白抗体测试是一种血液检测，用来检测甲状腺球蛋白抗体，这种抗体也可能导致格雷夫斯病。

# 甲状腺功能亢进症的治疗

大多数甲状腺功能亢进症的治疗都是为了减缓甲状腺激素的产生。最常见的治疗方法是药物治疗、放射性碘治疗、手术治疗和内分泌疗法。

## 药物治疗

目前有多种药物可以阻断过量甲状腺激素，或者使甲状腺难以利用碘产生甲状腺激素。这些药物通常是起到一个临时的修复作用，直到有更永久的治疗措施。这些药物也用给那些有暂时性甲状腺功能亢进症的患者。

## 放射性碘治疗

放射性碘治疗包括饮用放射性碘，以破坏甲状腺产生激素的能力。碘对甲状腺有亲和力，会被甲状腺吸收。当在碘中加入一种放射性物质时，这种物质的大部分会进入甲状腺，并解决甲状腺激素分泌过量的问题。

## 外科手术治疗

切除全部或部分甲状腺，会立即降低体内甲状腺激素水平。然而，手术可能导致面部神经损伤或声带麻痹。另一个可能出现的不良反应是对甲状旁腺造成损害。很多做过这种手术的人最终会患上甲状腺功能减退症。

## 内分泌疗法

19 世纪末和 20 世纪初，一些内分泌学家认为格雷夫斯病是由中枢神经系统的遗传性超敏引起的，并因为感染加重。这被认为会对肾上腺、胸腺和甲状腺等内分泌器官产生过度刺激，导致这些腺体产生过量的激素（Forchheimer，1906 年）。

这些早期内分泌学家中的查尔斯·萨尤斯博士认为，治疗这种疾病的最好方法是甲状腺激素疗法。他说，这种疾病有三个不同的阶段，在很早的阶段使用甲状腺激素治疗必须非常谨慎，因为这就像火上浇油一样。

但在第二阶段，甲状腺功能亢进症的症状明显，甲状腺补充剂已证明可以有效地平息这种过度活动（Sajous，1903 年）。萨尤斯认为，腺体的过度刺激源于垂体，加入甲状腺激素（可能还有皮质醇）可以使垂体平静下来，阻止它持续刺激其他内分泌腺，从而使反馈正常化。

显然，这条道路充满了风险：它既可能很容易治好甲状腺功能亢进症，也可能很快让甲状腺功能亢进症的病情加重。与有经验的医生一起评估和用内分泌疗法治疗很重要；在治疗过程中持续监测相关激素水平也是必不可少的。

## 克里斯汀的故事

克里斯汀在 13 岁的时候开始出现甲状腺功能亢进症症状。她非常紧张和激动，睡不着觉、手颤抖、腹泻、不停地出汗，后来右眼突出。父母带她去看了一位儿科内分泌专家，给她做了一些检测，结果显示她促甲状腺激素受体抗体升高。克里斯汀被诊断患有格雷夫斯病。

父母与许多医生就治疗这种疾病进行了多次讨论，包括饮用放射性碘或服用药物来减缓她的甲状腺功能亢进症症状。但当他们考虑到不良反应，如肝损伤、贫血、关节疼痛和肿胀以及血管炎症时，他们决定先尝试另一种方法。

克里斯汀在出现甲状腺功能亢进症症状之前得过单核细胞增多症，这可能刺激了她的中枢神经系统，最终导致甲状腺被过度刺激。虽然听起来有悖常理，医生还是给克里斯汀开了 $T_3/T_4$ 联合产品的处方，目的是使导致甲状腺功能亢进症的内分泌反馈正常化。

结果让人惊喜，服药后克里斯汀的症状几乎消失了。紧张、颤抖和失眠是最先消失的症状。接下来的一个月里，别的所有症状都解决了，除了她眼球突出的状况，这需要几个月才能恢复正常。随后的化验显示，没有促甲状腺激素受体抗体，因此治疗似乎解决了异常的自身免疫活动。

## 接下来是什么

如果有本章列出的部分或全部症状，可能患有甲状腺功能亢进症。如果是这样的话，请尽快去医院检查甲状腺和甲状腺激素水平，以确定是否患有这种疾病。在开始任何可能有严重或长期不良反应的治疗之前，仔细评估做出的选择。

## 本章要点

- 甲状腺功能亢进症的症状包括心悸、心率过快、感觉过热或不耐热、紧张、失眠、疲劳、易怒、手颤、体重减轻、肌肉无力、皮肤温暖湿润、眼睛突出、发红、发炎。
- 甲状腺功能亢进症会损害细胞，特别是心脏和骨骼，增加心脏受损和骨质疏松的风险。
- 甲状腺功能亢进症可由格雷夫斯病、甲状腺结节、甲状腺炎、垂体腺瘤或过量补充甲状腺激素等引发。

- 治疗甲状腺功能亢进症的方法包括药物治疗、放射性碘治疗、手术治疗，或针对潜在的内分泌功能障碍的治疗（包括补充甲状腺和肾上腺激素以使内分泌功能正常化）。

# 结　论

我希望这本书中的信息对你有帮助，能够用它来帮你恢复甲状腺健康，从而在余生中改善健康状况和身体外貌。

我知道这个过程会让人畏缩不前，特别是去医院都没取得任何进展，情况变得更糟；怀疑自己的甲状腺有问题，但医生认为甲状腺很好，对症状无能为力。如果发生这种情况，记住：要自信，要多学习，要有主见，要积极。专注于目标，并遵循以下简单步骤。

**找到正确的医生**　和朋友、家庭成员谈谈，看看他们是否有甲状腺问题。如果有，询问他们看过的医生以及他们会推荐谁。特别是，看看他们中是否有人服用过甲状腺激素。你可能不需要这种类型的治疗，但这些医生往往更精通甲状腺的整体治疗，并对为达到最佳治疗结果而采取常规标准疗法之外的必要治疗持开放态度。这些医生也更可能意识到，为了弄清问题的根本原因，需要进行专门的检测。最重要的是，医生一般都明白，标准甲状腺检查只是一种工具，应该结合对症状的全面评估结果来准确诊断甲状腺问题。

**如果化验结果都正常，不要放弃**　如果有很多甲状腺功能减退症的症状（甚至只有一两个明显的症状），必须坚持下去。致力于实现这一目标。甲状腺激素抵抗，升高的 rT$_3$、甲状腺抗体、甲状腺激素转化问题，垂体或下丘脑问题都有可能影响甲状腺功能。在美国，医生若不是训练有素的甲状腺专家，通常不会意识到这些情况，并且可能不会接受一般的化验，不能揭示病情全貌的理念。这就是为什么找对医生如此重要。

**与医生建立开放的沟通渠道**    开始进行甲状腺激素治疗时，这一点尤其重要。可能对医生给的第一种治疗反应良好。在许多情况下，这将是一种只含有 $T_4$ 的药物。但如果不是这样，就要做好继续"战斗"的准备。确保医生了解甲状腺激素治疗后的反应。收集具体、客观的数据，帮助医生了解真实的整体情况，避免泛泛而谈，比如"我仍然感觉不舒服"。告诉医生具体细节，不论好坏，例如，可能没有以前那么累，但仍然有慢性便秘、脱发和其他甲状腺功能减退症的症状。确保医生知道这些，因为这种情况表明甲状腺药物有积极的影响，但它并没有解决所有问题。在这种情况下，可能需要不同的药物或同一种药物的不同剂量。不要勉强接受不充分的解决方案。记住，患者不只是勉强接受头发稀疏或体重增加 10 千克，也会勉强接受免疫系统、神经功能和内分泌系统受损。这不是个好主意。

有趣的是，我遇到的一些最好的建议是来自医学博士阿诺德·罗兰德（Arnold Lorand）1910 年写的一本书。他认为，健康和长寿完全在人们掌控之中，而残疾和衰老是由于缺乏有关如何保持内分泌系统健康的信息。他有 13 个基本的健康信条，我相信在今天和一个世纪前一样有效。

1.  使用从健康动物身上提取的腺体提取物，替换或加强受疾病或年龄影响的内分泌器官的功能，但必须在完全熟悉这些腺体功能的医生的严格指导下进行（值得注意的是，腺体提取物不仅补充激素，而且以生物等同的形式提供）。

2. 尽可能多地待在户外和阳光下。多做运动，同时有规律地深呼吸。

3. 饮食包括每天摄入肉类、鸡蛋、谷类、绿色蔬菜、水果和源自健康奶牛的牛奶，一定要细嚼慢咽！

4. 每天洗澡，每1～2周蒸一次桑拿。

5. 确保每天排便。

6. 穿棉质、透气性好的内衣和低跟鞋，保持衣领宽松（不要压迫到甲状腺）。

7. 早睡早起。

8. 睡在黑暗和安静的房间，窗户开一条缝（如果可能的话）。睡眠时间不要少于6小时，男性不超过7.5个小时，女性不超过8.5个小时。

9. 一周彻底休息一天，甚至在这一天不看书写字。

10. 避免对已经发生的、无法改变的事情产生强烈的情感和担忧，不要谈论不愉快的事情，并避免听到这类事情。

11. 结婚（或者保持一段忠诚的关系），避免过多的性行为，但也避免禁欲。

12. 适量地摄入酒精和咖啡因（如果非摄入不可）。

13. 避免待在过热或通风不良的地方。


其中一些信条比想象中更难做到。我们中间有谁还能休一整天假？虽然推荐结婚很容易，但找到一个真正想托付的人却完全是另一回事。

当然，大多数人都看到过这样的研究结论：养猫的人活得更长……可能，这就够了。

我知道我已经给出了大量的信息来供你思考和消化。其中一些一开始可能让人望而生畏，甚至不知所措。但不要绝望，回到与个人情况相关的章节，再读几遍。随着反复接触，研究症状所学到的东西越来越多，一切都将开始有意义。不要被这种情况压得喘不过气来，一步一个脚印地去做——永远记住，为了健康和幸福，投入时间和精力是完全值得的！

祝一切顺利，并告诉我你的情况！

祝你健康！

凯瑟琳·R. 辛普森（Kathryn R.Simpson，MS.）

info@hormoneresource.com

# 致　谢

　　感谢赫托吉家族——尤金、卢克、雅克、特蕾泽和蒂里医生，100多年来，他们塑造了世界对激素的思考方式。向海勒姆·弗伦琦、乔·安·罗兰、黛比·梅里诺、贾丝明·施塔尔、梅利莎·柯克和整个纽·哈比恩格团队，以及医学博士威廉·凡·瓦兰致谢，感谢他们的帮助和支持。感谢所有慷慨分享她们故事和经验的女性和医生。特别感谢我的家人——鲍勃、泰勒、凯尔和梅尔斯，他们不得不耐心听比一般人更多的有关甲状腺的故事。

# 出版后记

　　作者的目的是根据个人经验和现有的科学研究分享知识和信息。请注意，本书中的信息不能取代医生或其他健康护理专业人员的治疗和护理意见，也不作为医疗建议。如果出现患有疾病等健康状况，一定要咨询专业的医护人员，以准确分析和诊断发生了什么。

　　所有人的身体构造和情况都是独一无二的，没有两个人的健康状况是完全相同的，因此，如果没有在训练有素的专业人员的指导下进行个性化的检查和评估，就不可能了解任何人的正确治疗途径。

　　重要的是要明白，任何人如果想进行任何饮食、药物、运动或其他生活方式的干预，以预防或治疗特定的疾病，应首先咨询专业人员。在没有医生指导的情况下，不应开始或停止任何治疗（尤其是停用可能正在服用的药品）。

　　服务热线：133-6631-2326　　188-1142-1266

　　读者信箱：reader@hinabook.com

后浪出版公司

2022 年 7 月